Merita Emini-Sadiku

Agentes anti-diabéticos não insulínicos e resultados cardiovasculares

Merita Emini-Sadiku

Agentes anti-diabéticos não insulínicos e resultados cardiovasculares

Uma abordagem clínica e de investigação

ScienciaScripts

Cover image: www.ingimage.com

This book is a translation from the original published under ISBN 978-3-659-56451-2.

Publisher:
Sciencia Scripts
is a trademark of
Dodo Books Indian Ocean Ltd. and OmniScriptum S.R.L publishing group

120 High Road, East Finchley, London, N2 9ED, United Kingdom
Str. Armeneasca 28/1, office 1, Chisinau MD-2012, Republic of Moldova, Europe
Printed at: see last page
ISBN: 978-620-7-78069-3

Revisores:

Prof. Dr. Florian Toti
Professor de Endocrinologia e Doenças Metabólicas Universidade de Medicina de Tirana, Albânia
Presidente da Associação Albanesa de Diabetes
Presidente do Grupo de Estudo da Educação para a Diabetes - Grupos de Estudo da EASD

Dr. Edmond Haliti
Clínica de Cardiologia, Centro Clínico Universitário de Kosova
Faculdade de Medicina, Universidade de Prishtina "Hasan Prishtina", Prishtina

Opinião do revisor

Li com muita atenção e entusiasmo a monografia da Dra. Merita Emini-Sadiku: "Non-insulin antidiabetic agents and cardiovascular outcomes" (Agentes antidiabéticos não insulínicos e resultados cardiovasculares).

A doença cardiovascular é a principal causa de morbilidade e mortalidade entre os doentes com diabetes, o que sublinha a importância de escolher medicamentos que não aumentem o risco cardiovascular e reduzam o risco de eventos cardiovasculares. Entre as várias formas de apresentação, as doenças cardiovasculares (DCV), a insuficiência cardíaca e a doença vascular periférica são as manifestações mais comuns nos doentes diabéticos de tipo 2. A própria diabetes é considerada um equivalente da doença coronária. Desde 2008, a Food and Drug Administration dos EUA recomendou que os novos medicamentos para a diabetes tipo 2 fossem submetidos a ensaios clínicos para demonstrar a segurança cardiovascular, para além do benefício glicémico. Em 2012, a Agência Europeia de Medicamentos emitiu uma recomendação semelhante. Por conseguinte, os resultados recentes de vários ensaios de segurança cardiovascular são bastante relevantes para justificar a escolha de medicamentos antidiabéticos.

Uma vez que muitos doentes diabéticos sofrem de DCV concomitante, é frequente os doentes questionarem-se sobre o efeito dos medicamentos noutras doenças existentes. Na maioria das vezes, a preocupação é com o efeito dos medicamentos antidiabéticos nos problemas cardíacos. Por conseguinte, é necessário que o médico conheça os efeitos CV dos diferentes medicamentos antidiabéticos. A monografia atual da Dr.ª Emini-Sadiku esclarece alguns efeitos cardíacos dos antidiabéticos orais e alargará definitivamente os conhecimentos dos clínicos, ajudando-os a tomar uma decisão científica correcta relativamente à escolha de medicamentos antidiabéticos em doentes diabéticos com ou sem DCV concomitante. O material é muito útil, bem escrito e muito conciso.

Felicito sinceramente a Dra. Merita Emini-Sadiku, pelo esforço notável e sério de publicar esta monografia, que espero e desejo sinceramente que seja apenas a primeira da sua carreira profissional.

Com os melhores cumprimentos,
Prof. Dr. Florian Toti

Opinião do revisor

A monografia "Non-insulin antidiabetic agents and cardiovascular outcomes" (Agentes antidiabéticos não insulínicos e resultados cardiovasculares) é uma apresentação com informações actualizadas sobre agentes antidiabéticos não insulínicos, redigida de forma muito concisa e sem informações exageradas. Como material, é muito informativo para os clínicos, especialmente em endocrinologia e cardiologia

Entre outros ensaios de investigação importantes, o EMPA-REG, o LEADER e o SUSTAIN 6

tiveram um impacto extraordinário na informação dos profissionais sobre a importância da utilização de SGLT2, Liraglutidina e GLP-1RA no tratamento da diabetes mellitus tipo 2 e, ao mesmo tempo, da segurança do seu brilhante efeito no sistema cardiovascular.
A monografia do Dr. Emini Sadiku segue uma mensagem muito importante para os leitores, mostrando ao mesmo tempo os pormenores mais importantes de cada agente antidiabético de forma concisa e, em seguida, concentrando-se em cada um deles no aspeto cardiovascular.
No futuro, gostaria de ter mais materiais semelhantes da Dra. Merita Emini Sadiku também noutras questões no domínio da diabetologia.

Com os melhores cumprimentos,
Dr. Edmond Haliti

Esta monografia, dedico-a carinhosamente aos meus pais, ao meu marido e ao meu querido filho Orik!

ÍNDICE DE CONTEÚDOS:

Prefácio

Nos últimos anos, a diabetes mellitus tipo 2 é considerada uma epidemia global em rápido crescimento. Entretanto, a prevalência da obesidade está a aumentar, aumentando assim significativamente o risco de doenças cardiovasculares nas pessoas com diabetes. A aplicação de medidas para prevenir as doenças cardiovasculares é muitas vezes um desafio. Para o tratamento da diabetes mellitus tipo 2, muitas vezes os médicos não dispõem de meios para escolher os melhores agentes anti-hiperglicémicos orais, mesmo nos países desenvolvidos, devido à complexidade da doença, como as complicações crónicas e as co-morbilidades.

Na primeira secção desta monografia, são descritos os últimos dados sobre os factores metabólicos relacionados com a fisiopatologia da diabetes e do coração diabético, incluindo a resistência à insulina, os produtos finais da glicação avançada, a adiponectina e outros factores. Na segunda secção, são descritos os agentes antidiabéticos para o tratamento da diabetes tipo 2 e os principais ensaios de investigação sobre os resultados cardiovasculares. Na terceira secção, foi dada uma visão especial à nossa investigação original com sulfonilureias e o seu impacto no coração. E na última, foi dado um destaque especial aos últimos ensaios de investigação dos melhores agentes antidiabéticos não insulínicos com os melhores resultados cardiovasculares.

Neste livro, não há tendência para explicar como é que a redução dos factores de risco cardiovascular pode parar a progressão da aterosclerose coronária ou a taxa de circulação no coração através da regeneração vascular, mas como é que vários agentes hipoglicémicos podem agravar ou melhorar a função e a estrutura cardiovasculares.

Uma nova perspetiva sobre esta questão irá provavelmente melhorar os conhecimentos dos jovens médicos e especialistas no domínio da diabetologia e da cardiologia na sua prática diária com doentes diabéticos e ajudá-los-á a saber como melhorar ou prevenir os resultados cardiovasculares durante o tratamento de doentes diabéticos com diferentes agentes antidiabéticos não insulínicos.

CAPÍTULO 1

Questão 1.

O que é a diabetes mellitus e o coração diabético e quais são as suas relações metabólicas?

1. Diabetes mellitus

A diabetes mellitus (DM) é caracterizada por hiperglicemia devido a defeitos na secreção de insulina, na ação da insulina ou em ambas. Está bem descrito que a DM representa um complexo de condições metabólicas com resistência à insulina, hiperglicemia, progressão da diminuição do número de células 0 e da função de secreção, aumento da secreção de glucagon e da produção hepática de glicose, anomalias nas células adiposas e no metabolismo lipídico, diminuição do efeito das incretinas, aumento do apetite, esvaziamento gástrico rápido, obesidade, hipercoagulação, inflamação sistémica, citocinas elevadas e disfunção das células endoteliais (1).
De acordo com a Federação Internacional da Diabetes (IDF), atualmente, 415 milhões de adultos sofrem de diabetes em todo o mundo e prevê-se que esse número aumente para 642 milhões em 2040. A prevalência da diabetes na Europa em 2015 foi de 9,1% e a tolerância à glucose diminuída de 4,8%. Nos países com rendimentos elevados, 91% dos casos de diabetes em adultos são diabetes de tipo 2 (2).

1.1 Diagnóstico

A diabetes mellitus pode ser diagnosticada com base em critérios de glucose plasmática, quer seja o valor da glucose plasmática em jejum (FPG) ou o valor da glucose plasmática 2-h (PG 2-h) após um teste oral de tolerância à glucose (OGTT) de 75 g ou critérios de teste da hemoglobina glicosilada A1C (3)

Tabela 1. Critérios para o diagnóstico de diabetes

Fasting plasma glucose ≥ 7.0 mmol/L (126 mg/ dl)*or
Two-hour plasma glucose ≥ 11.1 mmol/L (200 mg/dl) following a 75g oral glucose load*or
Glycosylated hemoglobin A1C≥6.5% (48 mmol/mol)*or In a patient with classic symptoms of hyperglycemia or hyperglycemic crisis, a random plasma glucose ≥200 mg/dL (11.1 mmol/L). *In the absence of unequivocal hyperglycemia, results should be confirmed by repeat testing.

1.2 Classificação

Com base na Organização Mundial de Saúde (OMS) e na American Diabetic Association (ADA) (3), a DM é classificada nas seguintes categorias gerais:
-DM tipo 1 (devido à destruição autoimune das células β, geralmente levando à deficiência absoluta de insulina),
-DM tipo 2 (devido a uma perda progressiva da secreção de insulina pelas células β, principalmente devido à resistência à insulina),
-DM gestacional (diabetes diagnosticada no segundo ou terceiro trimestre de gravidez que não era

claramente conhecida como anterior à gestação) e
-Tipos específicos de diabetes devidos a outras causas, por exemplo, síndromes de diabetes monogénica (como a diabetes neonatal e a diabetes juvenil de início na maturidade ou MODY), doenças do pâncreas exócrino (como a fibrose quística) e diabetes induzida por medicamentos ou produtos químicos (como a utilização de glucocorticóides, no tratamento do VIH/SIDA ou após transplante de órgãos).

1.3 Fisiopatologia da diabetes tipo 2

A DM tipo 2 pode ser considerada heterogénea com base na sua patogénese, manifestação clínica e tratamento. A insulina, como hormona chave, empurra a glicose para o interior das células com o objetivo de produzir energia. Para além da insulina, outras hormonas estão também envolvidas na homeostase da glicose, como o glucagon, a hormona do crescimento, o cortisol, as catecolaminas, a melatonina e a amilina. A concentração plasmática de glicose depende dos hidratos de carbono retirados dos alimentos, da glicogenólise ou glicose libertada a partir do armazenamento de glicose no fígado e da gluconeogénese ou síntese de glicose a partir de outros órgãos e do fígado. Por sua vez, a concentração plasmática de glucose depende da utilização da glucose nos tecidos periféricos, que está relacionada com a sensibilidade à insulina (4).
Os principais processos fisiopatológicos na DM tipo 2 são a hiperinsulinemia que se segue à resistência à insulina, a função deficiente das células β pancreáticas e a função inadequada do glucagon no fígado, que processa a libertação anormal de glicose do fígado. Todos estes processos são as principais causas de hiperglicemia na DM tipo 2.
As hormonas intestinais (peptídeo semelhante ao glucagon-1-GLP-l e peptídeo inibitório gástrico-GIP) desempenham um papel muito importante na patogénese da diabetes tipo 2, que são segregadas quando a refeição está no trato digestivo e o seu impacto está nos receptores das células β e noutras células e tecidos. Normalmente, o papel das incretinas é libertar insulina das células β à medida que a glicose o faz, inibir a secreção de glucagon e a gluconeogénese no fígado. Na diabetes de tipo 2, o seu papel é prejudicado pela díptil peptidase ensime (DPP-4), que inativa as incretinas. Os agentes antidiabéticos, como os agonistas dos receptores GLP-l e os inibidores da DPP-4, estão a desempenhar um papel muito importante para melhorar o tratamento da diabetes de tipo 2 com base na sua ação na homeostase da glicose (4).
Para além dos factores fisiopatológicos acima mencionados, os rins desempenham um papel muito importante na homeostase da glicose através do processo de gluconeogénese, reabsorção e utilização da glicose com o co-transportador sódio-glicose 1 & 2 (SGLT-1, SGLT-2) (5, 6).
As SGLT-2 estão localizadas no segmento curvo do túbulo proximal e são responsáveis por 90% da reabsorção da glicose, enquanto as SGLT-1 estão localizadas no segmento direito do túbulo proximal descendente e são responsáveis por 10% da reabsorção da glicose, mantendo o controlo da glicemia. Na diabetes tipo 2, o limiar renal para a glicose é elevado, aumentando assim a reabsorção de glicose nos túbulos renais proximais e contribuindo para a elevação permanente das concentrações plasmáticas de glicose, o que se baseia no aumento da expressão da proteína SGLT nas membranas dos tubos renais (4,7,8,9). Os novos agentes antidiabéticos inibidores da SGLT2 são muito eficazes no controlo da glicemia devido a esta inibição destas proteínas da membrana renal.
Os factores genéticos e os factores ambientais (hiperglicemia, ácidos gordos livres, mecanismo inflamatório, etc.) estão relacionados com a resistência à insulina. Estes factores genéticos podem estar associados à obesidade visceral e promover a resistência à insulina. Na diabetes tipo 2, a investigação do mecanismo molecular da ação da insulina clarificou a forma como a resistência à insulina está relacionada com factores genéticos e ambientais. Um papel muito importante na

diminuição da secreção de insulina e na diminuição da sinalização da insulina é a glucolipotoxicidade e os mediadores inflamatórios. Além disso, nos últimos anos, há muitos estudos de investigação centrados no papel das adipocinas na resistência à insulina e, enquanto o TNF-a, a leptina, a resistina e os ácidos gordos livres actuam para aumentar a resistência à insulina, por outro lado, a adiponectina melhora a resistência à insulina (10).

1.4. Complicações cardiovasculares

As complicações da DM são agudas, como a cetoacidose diabética, a hiperglicemia hiperosmolar não cetótica e a hipoglicemia, e crónicas, incluindo as doenças microvasculares (microangiopatia, retinopatia, nefropatia e neuropatia) e macrovasculares, como a aterosclerose que se manifesta clinicamente como doenças das artérias coronárias, doenças cerebrovasculares e anomalias vasculares do pé.

Os doentes com diabetes têm um risco duas a seis vezes maior de mortalidade por eventos cardiovasculares (CV) em comparação com os doentes sem diabetes (11) e a aterosclerose e as doenças cardiovasculares (DCV) são a principal causa de mortalidade precoce nestes doentes (12).

Quanto mais cedo for feito o rastreio, o diagnóstico e o tratamento dos doentes diabéticos, mais cedo se podem prevenir as complicações agudas e crónicas da DM.

A hipertensão, a dislipidemia e o próprio diabetes de tipo 2 são os principais factores de risco independentes para as doenças cardiovasculares ateroscleróticas. Com exceção das coronariopatias, como as síndromes coronárias agudas (SCA), o enfarte do miocárdio (IM), a angina estável ou instável, as doenças cardiovasculares ateroscleróticas envolvem o acidente vascular cerebral, o ataque isquémico transitório ou a doença arterial periférica, que são as principais causas de morbilidade e mortalidade dos indivíduos com diabetes tipo 2. A fim de prevenir estes factores de risco cardiovascular, recomenda-se uma avaliação sistemática pelo menos anual.

Outros factores de risco para as doenças cardiovasculares ateroscleróticas são o tabagismo, uma história familiar de doença coronária prematura e a presença de albuminúria (13).

Nas pessoas com diabetes, o risco de mortalidade por eventos cardiovasculares (CV) é duas a seis vezes superior ao das pessoas sem diabetes (14).

Com exceção das doenças cardiovasculares ateroscleróticas, a insuficiência cardíaca não isquémica associada à diabetes tem merecido muito menos atenção do que os eventos vasculares coronários e cerebrais.

O coração diabético é uma insuficiência cardíaca não isquémica, que pode ser um dos focos do investigador para ver como os agentes hipoglicémicos podem ter impacto no coração diabético durante o curso das doenças.

1.4.1. Coração diabético

Há alguns anos atrás, era opinião que a diabetes podia afetar o coração de uma forma específica. A cardiomiopatia diabética (CD) foi proposta pela primeira vez por Rubier *et al.* em 1972, descrevendo anomalias estruturais e funcionais do miocárdio em doentes diabéticos na ausência de hipertensão, doenças das artérias coronárias ou doenças valvulares (15,16).

Clinicamente, esta entidade cardíaca pode resultar desde o estágio pré-clínico assintomático por um longo período de tempo(17) até a insuficiência cardíaca mais tardia em portadores de DM. Com base na fisiopatologia da CD, a hiperglicemia é considerada como o principal fator patogénico para iniciar outras anomalias metabólicas ao nível dos cardiomiócitos, conduzindo desta forma a anomalias estruturais e funcionais (18).

Durante o curso da DM, a hipertrofia ventricular esquerda aparece devido à fibrose intersticial e

perivascular, hipertrofia das células miocárdicas, maior espessamento da membrana basal capilar e formação de estruturas vasculares anormais conhecidas como microaneurismas em pequenos vasos capilares (17).
A CD é uma fase pré-clínica de insuficiência cardíaca caracterizada por disfunção diastólica do ventrículo esquerdo, que pode ser avaliada em ecocardiografia e que pode levar ao desenvolvimento de disfunção sistólica mais tarde durante a progressão da diabetes. A disfunção diastólica aparece em 27-69% dos pacientes cardiovasculares assintomáticos com diabetes (19,100).

1.4.2. Alterações metabólicas que levam ao coração diabético

As pessoas com diabetes correm um risco acrescido de DCV aterosclerótica, incluindo a síndrome coronária aguda, o enfarte do miocárdio, a angina, o acidente vascular cerebral e a doença arterial periférica (13). A prevalência de DCV na DM está aumentada em comparação com os doentes sem DM. O risco de insuficiência cardíaca aumenta 8% quando o nível de A1C aumenta 1%, independentemente da pressão arterial, da idade, do IMC e da presença de doença arterial coronária, o que explica que o risco de insuficiência cardíaca esteja ligado a factores únicos da DM tipo 2, como a resistência à insulina e a hiperglicemia (20).
Os principais mecanismos fisiopatológicos que causam disfunção cardíaca ou DC na diabetes incluem níveis aumentados de produtos finais de glicação avançada (AGEs), aumento do stress oxidativo, disfunção mitocondrial, disfunção metabólica cardíaca, anomalias da sinalização subcelular, alteração da homeostase do cálcio, disfunção autonómica, ativação do sistema renina-angiotensina-aldosterona, inflamação e uma resposta imunitária desadaptativa (21, 22).
Na DM tipo 2, a hiperglicemia resulta de uma diminuição da depuração da glicose e de um aumento da produção hepática de glicose. Consequentemente, a lipólise é reforçada pelo tecido adiposo e uma maior síntese de lipoproteínas no fígado aumenta significativamente o nível de ácidos gordos (AG) e triglicéridos (TG) circulantes no sangue.
Em condições fisiológicas, o coração pode normalmente utilizar tanto os AG como a glucose como substratos energéticos. A ingestão de glicose nas células cardíacas ocorre através do transporte de glicose estimulado pela insulina e mediado pelo transportador de glicose 4 (GLUT4) e os ácidos gordos são mediados pelo cluster de diferenciação 36 (CD36) e pela translocase de ácidos gordos (FAT) localizada no sarcolema dos miócitos (22). Na resistência à insulina e/ou DM tipo 2, o GLUT 4 é internalizado e retorna à sua localização intracelular, enquanto o CD36 continua localizado no sarcolema, influenciando desta forma o desenvolvimento de anormalidades metabólicas cardíacas caracterizadas pela inflexibilidade metabólica (23). Por esta razão, como resultado da resistência sistémica à insulina no DM tipo 2 e especialmente a resistência cardíaca à insulina, é evidente a redução da captação de glicose e estas condições facilitam uma mudança de substrato para o aumento da oxidação de ácidos gordos livres no DM, resultando na redução da eficiência e flexibilidade cardíaca levando à lipotoxicidade cardíaca que prejudica a sinalização da insulina e reduz a autofagia fisiológica normal, alterações estruturais e morfológicas que prejudicam o desempenho do miocárdio (24).
Em condições fisiológicas, a insulina estimula a absorção de glucose em diferentes tecidos, como o músculo cardíaco, o músculo esquelético, o fígado, o tecido adiposo e outros tecidos metabólicos, a fim de manter a homeostase da glucose (25). A resistência à insulina é uma condição patológica em que os órgãos-alvo são resistentes à insulina, resultando assim em maiores necessidades de insulina e hiperinsulinémia, a fim de empurrar a glicose para as células. Esta condição é caraterística do excesso de peso, da obesidade e da DM tipo 2. A resistência à insulina e a hiperinsulinemia são os principais factores que contribuem para a DC.

O modelo de avaliação da homeostase do índice de resistência à insulina ou HOMA-IR (insulina em jejum (mU/ml) x glicose em jejum (mmol/l) / 22,5), foi mencionado pela primeira vez em 1985, como um modelo de interacções entre a dinâmica da glicose e da insulina utilizado para prever as concentrações de glicose e insulina no estado estacionário em jejum para uma vasta gama de combinações possíveis de resistência à insulina e função das células β (26). Para um indivíduo com sensibilidade normal à insulina, o HOMA-IR = 1 e em indivíduos resistentes à insulina é >2.
O HOMA-IR, é considerado um fator preditivo independente de doença cardiovascular, sendo importante referir que o aumento de uma unidade no valor do HOMA-IR está associado a um aumento de 5,4% no risco cardiovascular (27,100).
Os investigadores *KimJA et a*/descobriram que a angiotensina II ativa a S6K1 no tecido cardíaco e vascular, o que leva a uma diminuição da sinalização metabólica da insulina e a consequências biológicas, tais como uma diminuição do relaxamento vascular mediado pelo NO e uma diminuição da utilização da glicose pelo miocárdio e do relaxamento diastólico do ciclo cardíaco (28).
Por conseguinte, *Jia et al.,* na sua investigação, concluíram que a sobrealimentação, a mobilização de ácidos gordos livres e a ativação do sistema renina-angiotensina-aldosterona podem causar disfunção mitocondrial, stress do retículo endoplasmático e stress oxidativo, o que resulta em perturbação da sinalização da insulina, manipulação anormal do Ca2+, aumento do Ca2+ intracelular e aumento da sensibilização ao Ca2+ e morte dos cardiomiócitos (22).
A hiperglicemia crónica não controlada prejudica a estrutura e a função cardíacas através da geração de espécies reactivas de oxigénio (ROS), que conduzem a danos no ácido desoxirribonucleico (ADN) e à inibição da atividade da gliceraldeído 3-fosfato desidrogenase (G3PDH) e à formação de AGEs (28).
Os AGEs são responsáveis por numerosas complicações crónicas na diabetes: retinopatia, catarata, nefropatia, neuropatia e cardiomiopatia. Um dos AGEs medidos é a hemoglobina glicosilada A1C, que é utilizada como marcador de monitorização do controlo da glicose e continua a ser considerada "padrão de ouro" na prática clínica dos doentes diabéticos.
Os produtos AGE resultantes da hiperglicemia crónica podem ter um papel fundamental no desenvolvimento e na evolução da cardiomiopatia diabética, estimulando a expressão e a acumulação de colagénio e promovendo a reticulação do colagénio na matriz extracelular (MEC), o que leva a um aumento da fibrose miocárdica e a uma redução da complacência, bem como a alterações intracelulares no tecido vascular e miocárdico através da interação com receptores AGE em ratinhos (29).
A hiperglicemia crónica em doentes diabéticos provoca disfunção membranar, alterações metabólicas e bioquímicas em dias, alterações da função contrátil em semanas e alterações morfológicas e disfunção cardíaca em meses (30,100).

1.4.3. Papel da adiponectina na cardiomiopatia diabética

A adiponectina, juntamente com outras adipocitocinas como a leptina, o fator de necrose tumoral (TNF), a interleucina-1 (IL-1), a visfatina, o ativador do plasminogénio PAI-1, etc., são segregadas a partir do tecido adiposo branco (31). Em comparação com outras adipocinas, o nível plasmático de adiponectina está diminuído na obesidade e nas patologias relacionadas, incluindo a diabetes de tipo 2 e a DCV (32).
No estudo de Top et al, foi demonstrado que na diabetes tipo 2, a hipoadiponectinemia e a IR podem desempenhar um papel importante na patogénese da disfunção cardíaca e aumentar a progressão da disfunção metabólica para disfunção cardíaca (33,100).
A adiponectina tem um efeito anti-inflamatório nas células endoteliais que parece ser mediado pela

supressão dependente da proteína quinase A (PKA) da ativação do fator nuclear kappa B (NF-kB), através de um mecanismo dependente e independente da proteína quinase activada por AMP (AMPK) (34).
Goldstein et al. demonstraram que a adiponectina actua diretamente nos cardiomiócitos para proteger o coração de lesões isquémicas, hipertrofia, cardiomiopatia e disfunção sistólica (35).
Os efeitos da adiponectina na saúde cardiovascular (Fig. 1) são atribuídos à sua capacidade de suprimir a apoptose, o stress oxidativo/nitrativo e a inflamação nos cardiomiócitos e na vasculatura (36).

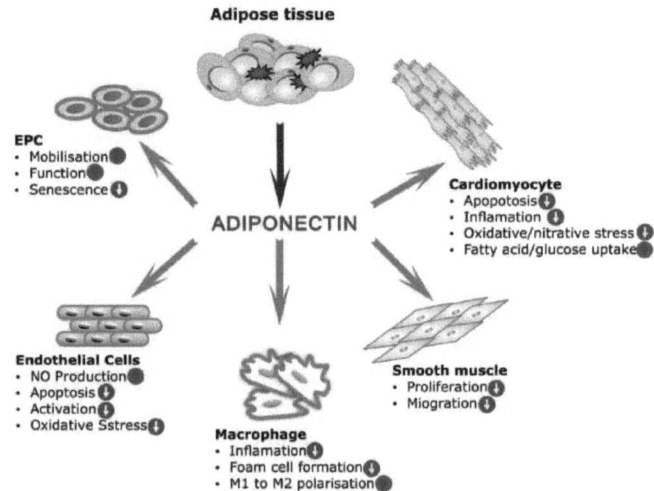

Fig. 1. O papel pleiotrópico da adiponectina no sistema cardiovascular. EPC, célula progenitora endotelial. Adaptado com permissão de Hui X et al.(36)

1.4.4. Outras anomalias

O aumento das espécies reactivas de oxigénio (ERO), que conduz a danos oxidativos nas mitocôndrias, leva à fibrose que promove a disfunção diastólica (33). As ERO podem causar apoptose, necrose e autofagia e prejudicar a microcirculação coronária, que são frequentemente observadas em doentes com resistência à insulina, DM tipo 2 e cardiomiopatia diabética, e estes danos podem levar a fibrose e disfunção diastólica (37).
O aumento da ativação do sistema renina-angiotensina-aldosterona em estados de resistência à insulina ou hiperinsulinemia tem um papel importante na patogénese de várias doenças cardiovasculares, incluindo a doença arterial coronária e a insuficiência cardíaca (38), a fibrose cardíaca e a disfunção diastólica que caracterizam as fases iniciais da cardiomiopatia diabética.
A proteína C reactiva (PCR) tem sido considerada como um "marcador" de disfunção cardíaca e, nesta condição, um fator promissor para um alvo terapêutico na insuficiência cardíaca (39).

1.4.5. Diagnóstico da cardiomiopatia diabética

O ecocardiograma é o principal exame para a avaliação das alterações funcionais e estruturais do coração. A disfunção diastólica é um achado comum em pacientes diabéticos assintomáticos que definem a CD por este exame.
Os estádios iniciais da DC são assintomáticos e surgem principalmente como consequência da

hiperglicemia e da resistência à insulina, sem alterações na estrutura do miocárdio e na função sistólica (40). Na fase avançada da CD, são evidentes várias alterações a nível celular, como a apoptose e/ou necrose, o stress oxidativo e a resposta imune desadaptativa, que têm como consequência o aumento da fibrose cardíaca, o que resulta inicialmente em alterações substanciais da função diastólica e, mais tarde, da função sistólica (41).

CAPÍTULO 2

Pergunta 2.

Como pode ser tratada a diabetes mellitus tipo 2 e qual o seu impacto no coração do diabético?

2 Tratamento da diabetes mellitus tipo 2 e seu impacto no coração do diabético

A gestão da diabetes centra-se numa abordagem individualizada. Para além das alterações do estilo de vida, como uma alimentação saudável e a atividade física, existem vários agentes antidiabéticos utilizados para tratar a diabetes tipo 2. No início dos anos 90, os médicos estavam limitados à escolha de agentes farmacológicos para a diabetes tipo 2, incluindo aqui apenas as sulfonilureias (SUs) e a metformina. Atualmente, existem 12 classes diferentes de agentes disponíveis e as combinações com estes agentes permitem um melhor controlo da glicemia e das complicações da diabetes.

Há mais de 60 anos que os agentes antidiabéticos estão disponíveis para utilização clínica e as suas vantagens em termos de resultados cardiovasculares continuam a ser questionáveis. Os seus benefícios no controlo da glicemia em doentes diabéticos permitiram a sua utilização clínica em todo o mundo, mas os ensaios de investigação exigem o seu impacto cardiovascular.

2.1 Tratamento da diabetes mellitus tipo 2

Os doentes diabéticos de tipo 2 devem receber um agente antidiabético durante algum tempo e é necessário que estes medicamentos sejam analisados em profundidade pelos médicos antes da sua prescrição e também durante o tratamento. Exceptuando os SU e a metformina, nove outras classes de agentes antidiabéticos não insulínicos são atualmente prescritos pelos médicos: tiazolidinedionas (TZDs), inibidores da alfa-glucosidase, meglitinidas, agonistas da amilina, agonistas dos receptores do peptídeo-1 semelhante ao glucagon (GLP-1) (GLP-1 RA), inibidores da peptidase 4 (DPP4), colesevelam, bromocriptina e, mais recentemente, inibidores do transportador 2 de sódio e glicose (SGLT2-i). A insulina tem um papel muito importante na diabetes de tipo 2, quando os outros agentes antidiabéticos não conseguem controlar a glicemia (42). Na tabela abaixo, na Tabela 1, estão descritos todos os agentes anti-hiperglicémicos não insulínicos (42).

Tabela 1. Agentes antidiabéticos não insulínicos

Class	Mechanism of Action	Generic names	Trade names
α-Glucosidase Inhibitors	Delay carbohydrate absorption from intestine	Acarbose Miglitol	Precose Glyset
Amylin analogue	Decrease glucose secretion Slow gastric emptying Increase satiety	Pramlintide	Symlin

Biguanide	Decrease HGP Increase glucse uotake in muscle	Metformin	Glucophage
Bile acid sequestrant	Decrease HGP Increase incretin levels	Coleselvam	WelChol
DPP-4 inhibitors	Increase glucose dependent insulin	Alogliptin Linagliptin	Nesina Tradjenta
	secretion Decrease glucagon secretion	Saxagliptin Sitagliptin Vildagliptin	Onglyza Januvia Galvus
Dopamin 2 agonists	Activates dopaminergic receptors	Bromocriptine	Cysclocet
Glinids	Increase insulin secretion	Nataglinide Repaglinide	Starlix Prandin
GLP-1 receptor Agonist	Increase glucose dependent insulin secretion Decrease glucagon secretion Slow gastric emptying Increase satiety	Albiglutide Dulaglutide Exrnatide XR Liraglutide	Tanzeum Trulicity Byetta Bydureon Victosa

SGLT2-inhibitors	Increase urinary excretion of glucose	Canagliflosin Dapagliflozin Empagliflozin	Invokana Forxiga Jardiance
Sulfonylureas	Increase insulin secretion	Glimepiride Glipizide	Amaryl Glucotrol
		Glyburide	Diaβeta Glynase Mycronase
Thiazolidindiones	Increase glucose uptake in muscle and fat Decrease HGP	Pioglitazone Roziglitazone	Actos Avandia

A metformina é o primeiro medicamento antidiabético a ser prescrito para a diabetes tipo 2 após 3-6 meses de avaliação das alterações do estilo de vida e Alc>7% e a dose pode ser iniciada com 500 mg. A titulação, se tolerada, pode ser efectuada até uma dose máxima de 2550 mg por dia. Com base nas directrizes actuais, os doentes com uma Ale inicial > 9% devem iniciar uma combinação de terapêutica oral se forem assintomáticos ou, se forem sintomáticos, devem iniciar insulina, pelo menos temporariamente, a fim de aliviar a toxicidade da glicose.
A metformina tem uma média de redução de Ale de 1-1,5%. O potencial de hipoglicémia é baixo e o impacto no peso é neutro. Recomenda-se que, antes de iniciar a metformina, se obtenha a taxa de filtração glomerular estimada (TFGe) do doente. Recomenda-se que a taxa de filtração glomerular estimada (TFGe) seja obtida pelo menos anualmente em todos os doentes a tomar metformina; em doentes com risco acrescido de desenvolvimento de insuficiência renal, como os idosos. A função renal deve ser avaliada com maior frequência nos doentes a tomar metformina cuja TFGe desça posteriormente para menos de 45 ml/min/1,73 m2 e é contra-indicada se a TFGe do doente descer posteriormente para menos de 30 ml/min/1,73 m2 (4).
A fim de minimizar os sintomas gastrointestinais, a titulação da dose de metformina deve ser efectuada gradualmente.
Se a metformina não for capaz de controlar a glicemia, recomenda-se a adição de outro agente hipoglicemiante. Existem duas possibilidades de decisão após a metformina, que se baseiam nos custos destes agentes. Se o custo for uma das limitações, após a metformina, os agentes adequados são os SU.
Os SUs são também designados por secretagogos e são amplamente utilizados desde a década de 1950 para o tratamento da DM tipo 2 (43). Os SUs reduzem os níveis de glicose no sangue

estimulando a libertação de insulina através de uma ação direta nos receptores das células β. Os SUs ligam-se ao recetor específico (SURI), um componente do canal de potássio dependente de ATP (K-ATP), estimulam o fecho dos canais de potássio, a despolarização da membrana celular e a subsequente abertura dependente da voltagem dos canais de cálcio da superfície celular. O cálcio intracelular influencia a libertação de insulina. Exceptuando os receptores SURI nas células β, são conhecidos os receptores SUR2 (Fig. 2) localizados nas células cardíacas (44).

Os SUs aumentam geralmente o peso corporal e principalmente a gordura visceral, o que pode preceder a resistência à insulina, o estado pró-inflamatório e a pressão arterial elevada. Todos estes factores, mais tarde, durante o curso da diabetes, podem aumentar a morbilidade e a mortalidade cardiovasculares (4,45).

A primeira geração de SUs inclui os de ação prolongada: clorpropamida, tolbutamida, tolazamida e acetohexamida e a segunda geração de SUs inclui a gliburida (glibenclamida), a glipizida, o gliquidon, a gliclazida e a glimepirida, que variam em termos de duração de ação. O quadro 2 mostra os diferentes fármacos SUs, a dose diária e a duração da ação (46).

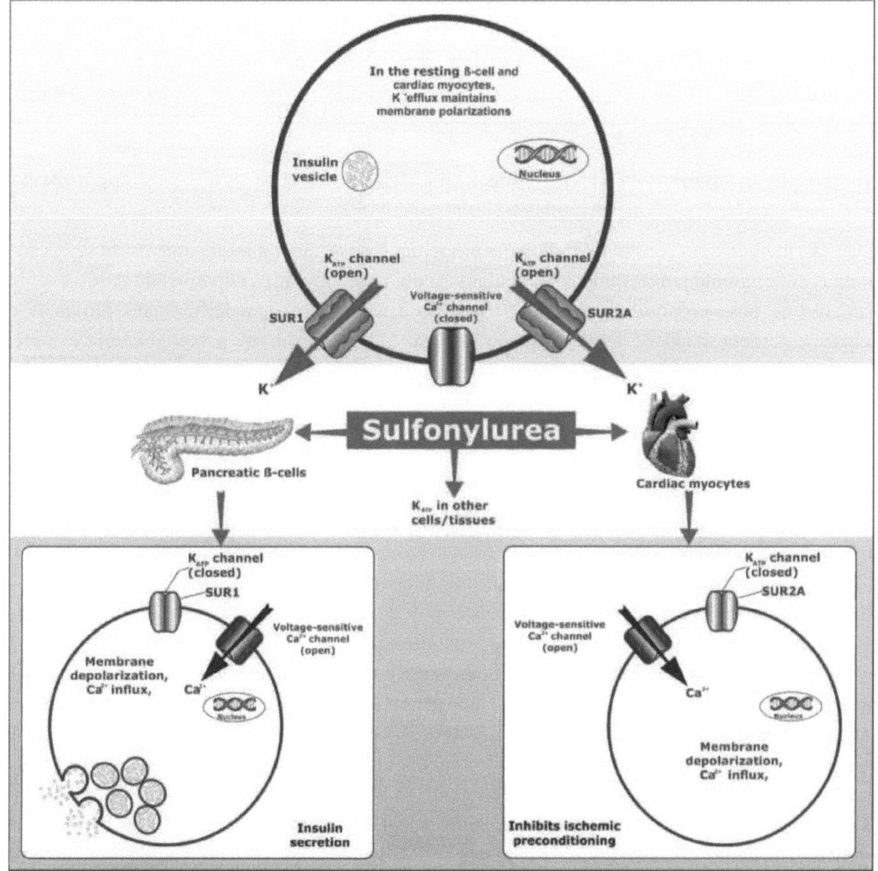

Figura 2: Mecanismo de ação das sulfonilureias nas células P pancreáticas e nos cardiomiócitos, adaptado da fonte (44).

SUR: Recetor de sulfonilureia;

Tabela 2. Medicamentos sulfonilureias na diabetes tipo 2

Drug	Tablet size	Daily dose	Duration of action (h)
Sulfonylureas			
Glibenclamide	1.25, 2.5 and 5 mg	1.25-20 mg as a single dose or in 2 divided doses	up to 24 h
Glipizide	5-10 mg	2.5-40 mg as a single dose or in 2 divided doses	6-12 h
Glipizide XL	5-10 mg	up or 30 mg daily as a single dose	up to 24 h
Gliquidone	30 mg	Up to 180 mg in 2-3 divided doses	6-12 h
Gliclazide Gliclazide MR	80 mg 30 or 60 mg	40-80 mg as a single dose;160-320 mg as a divided dose 30-120 mg once a day	12 h Up to 24 h
Glimepiride	1, 2, and 4 mg	1-4 as a single doze	up to 24 h

Os SUs são melhores no controlo da glicemia em jejum e pós-prandial tardia através da secreção de insulina e, consequentemente, podem ser avaliados com uma diminuição do nível de A IC.
O aumento do peso corporal provocado pelos SUs é um efeito secundário destes fármacos e é principalmente depositado no tecido adiposo visceral (47). Além disso, a hipoglicémia é o efeito secundário mais importante dos SUs, registado em 20%-40% dos doentes diabéticos de tipo 2. A gliclazida é o agente com menos hipoclicémia durante o tratamento da DM tipo 2, e os episódios de hipoglicémia são mais frequentes com a glibenclamida (48). O Gliquidon é um agente muito apropriado para doentes diabéticos idosos e para aqueles com função renal comprometida, porque este agente é excretado na bílis e metabolizado a partir do fígado e menos a partir do rim (49).
Em comparação com os outros SU, a glimepirida tem um local específico de ligação à proteína 65-kDa e, consequentemente, bloqueia menos os receptores fixos, podendo modular a libertação de insulina e ter um menor potencial para induzir hipoglicemia (50).
A glimepirida pode ser pedida uma vez por dia com a dose inicial de 1 mg até à dose máxima de 8 mg (1 mg quando a A1C é de 7-7,5% ou 2 mg quando A1C>7,5%).
Outro SUs é a Glipizida que pode ser pedida duas vezes por dia. A glibenclamida, também conhecida como gliburida, não é recomendada devido à elevada taxa de hipoglicemia. Os SUs podem perder a sua eficácia durante a sua aplicação ao longo dos anos, 5-10% por ano (51). Se a A1C não for reduzida para menos de 7%, é necessário adicionar outro agente hipoglicémico. A gliclazida é outro SU com menos hipoglicemia do que os outros SUs. Em geral, os SUs reduzem a A1C de 1-2%.
As TZD são um grupo de agentes hipoglicemiantes adequados para doentes diabéticos de tipo 2 com resistência à insulina, através do aumento da sensibilidade à insulina no tecido adiposo, no músculo e no fígado. A troglitazona foi retirada do mercado devido a hepatotoxicidade, enquanto as preocupações de segurança relativas à rosiglitazona e à pioglitazona se prendiam com o aumento do risco CV (enfarte do miocárdio e insuficiência cardíaca), o risco de cancro da bexiga e de fracturas

ósseas. A rosiglitasona já não é recomendada devido aos efeitos secundários demonstrados em ensaios clínicos para o aumento do risco de mortalidade e insuficiência cardíaca. Estes medicamentos não apresentam risco de hipoglicemia, mas têm efeitos indesejáveis como a retenção de líquidos devido à reabsorção renal de sódio. A pioglitasona pode ser um agente adequado na DM tipo 2 com resistência à insulina, mas não é recomendada em doentes diabéticos com insuficiência cardíaca, osteoporose e edema grave. A pioglitazona pode ser iniciada com 15 mg e a dose máxima de segurança com 30 mg. As doses de 45 mg devem ser seguidas cuidadosamente. Antes da prescrição de TZD, é preferível verificar as transaminases hepáticas.

As TZD podem ser usadas até 5th fase de doença renal crónica (DRC), com eGFR <15 mL/min/1,73 m2, devem ser tomadas precauções em doentes com SCA e estão contra-indicadas em doentes com ou em risco de insuficiência cardíaca (IC).

Os inibidores da a-glicosidase são agentes hipoglicemiantes que inibem a enzima a-glicosidase de modo a reduzir a absorção de glicose no intestino através da dispersão lenta dos hidratos de carbono complexos. Os efeitos secundários comuns desta classe de agentes são sintomas gastrointestinais que podem ser reduzidos com a titulação da dose. Os mais prescritos são a Acarbose e o Miglitol, com uma dose inicial de 50-100 mg antes da refeição e uma dose máxima de até 300 mg/dia.

As meglitinidas são também conhecidas como análogos de SUs ou glinidas. Desencadeiam a secreção de insulina das células β pancreáticas da mesma forma que as SUs, mas o tempo de ligação ao recetor é mais curto. Estes agentes podem ser tomados 15-30 minutos antes da refeição. Os agentes mais prescritos desta classe são a repaglinida e a nateglinida. A dose inicial de Repaglinida é de 2 mg e a dose máxima de 16 mg, enquanto a dose inicial de Nateglinida é de 120 mg e a dose máxima de 360 mg/dia. Tal como os SU, podem provocar hipoglicemia. Estes agentes são apropriados para a hiperglicemia pós-prandial.

Se, em conjunto, estes agentes acima mencionados não conseguirem baixar a Ale, recomenda-se o início da insulina basal ao deitarNeutral Protamine Hagedorn (NPH), cuja titulação da dose se baseia na glicemia em jejum. Se, para além do aumento das doses de insulina, a glicemia pós-prandial não for controlada, recomenda-se a administração de insulina pré-prandial e a interrupção dos SU. Outra opção adequada, com um custo mais baixo, é o início da insulina pré-mistura com diferentes proporções como 30/70, 50/50 ou *"I'SH'S"* de insulina rápida e insulina basal, respetivamente. Esta insulina é adequada porque pode ser tomada duas vezes por dia, antes do pequeno-almoço e antes do jantar. Na tabela 3 estão descritos os tipos de insulina (54).

Todas estas classes de agentes hipoglicémicos podem aumentar o peso corporal e os eventos de hipoglicemia (42).

Outro algoritmo de tratamento em que o custo dos agentes hipoglicémicos não é uma limitação (tal como os agentes mencionados acima), tem em consideração os efeitos secundários como o aumento de peso e a hipoglicemia. Se o tratamento com metformina falhar, pode ser adicionado um dos seguintes agentes: um DPP-4i, um GLP-1RA ou um SGLT-2L Quando a Ale se situa entre 7-7,5% ou mais, para além do tratamento com metformina, podem ser solicitados inibidores do SGLT2 e agonistas dos receptores GLP-1. Além disso, para os doentes com menos de 65 anos, recomenda-se um agente mais potente, como os GLP-1RA e os inibidores do SGLT-2, com baixo risco de hipoglicemia.

Os inibidores da DPP-4 bloqueiam a degradação do GLP-1, do GIP e de uma variedade de outros péptidos. Um nível elevado destas incretinas endógenas activas no plasma aumenta a secreção de insulina das células β pancreáticas e reduz a secreção de glucagon das células a pancreáticas em relação à concentração de glicose no plasma.

Os GLP-1 RA são semelhantes ao GLP-1, induzindo um aumento da secreção de insulina dependente

da glucose e inibindo a secreção de glucagon. Em comparação com as incretinas endógenas, estes medicamentos são muito resistentes à enzima DPP-4 e, devido à sua concentração plasmática prolongada, apresentam um melhor controlo da glicemia. A concentração de GLP-1 durante o tratamento é 8 vezes superior à das incretinas endógenas. Os agentes mais prescritos são os de curta duração de ação, como o Exenatide e o Lixisenatide, e os de maior duração de ação, como o Liraglutide, o Albiglutide, etc.(4)
Os AR com GLP-1 são geralmente bem tolerados. A hipoglicemia durante o tratamento com GLP-1 AR é baixa, exceto durante o tratamento em combinação com insulina ou SUs. Além disso, a redução dos níveis de Ale com os AR GLP-1 é prolongada, o que se deve principalmente a um forte efeito sobre as células β pancreáticas para aumentar a secreção de insulina.
Todos os AR GLP-1 são agentes injectáveis (sob a pele). Os GLP-1 RAs são administrados uma vez ao dia (liraglutide) ou uma vez por semana (dulaglutide). Estes dois fármacos actuam principalmente na glicemia em jejum e não têm qualquer efeito nas variações da glicose pós-prandial. Por este motivo, pode ser recomendado o exenatido duas vezes por dia ou o lixisenatido uma vez por dia antes do pequeno-almoço, pois ambos retardam principalmente o esvaziamento gástrico. O liraglutido pode ser iniciado com 0,6 mg e pode ser aumentado até 1,8 mg por dia. Se for necessário, ambos os medicamentos, SGLT-2i e um GLP-1 RA, podem ser combinados para obter um melhor controlo glicémico.
Exceptuando o facto de não ocorrer quase nenhuma hipoglicemia, têm um efeito impressionante no peso corporal, reduzem a pressão arterial e o perfil lipídico, todos eles factores de risco de DCV. A diminuição da pressão arterial em estudos clínicos foi estimada em 2 a 8 mmHg (4).
Os SGLT-2-i reduzem a reabsorção tubular filtrada de glucose e a excreção urinária de glucose. O efeito do SGLT-2-i na eliminação da glicose é comparativo com os níveis glicémicos. Estes medicamentos são modestos ou mesmo insignificantes em condições de hiperglicemia ligeira. A redução modesta do peso corporal provocada pelo SGLT2-i baseia-se na glicosúria que promove uma diurese ligeira e a perda de calorias. Além disso, foi evidente uma redução significativa da pressão arterial sistólica e diastólica.
Esta classe de medicamentos não é propensa a hipoglicemia, exceto quando são utilizados em combinação com SUs ou insulina.
A empagliflozina (SGLT-2 é) pode ser iniciada com uma dose máxima de 10 mg a 25 mg se os objectivos de Ale não forem atingidos.
Os efeitos secundários conhecidos dos inibidores SGLT-2 são: candidíase vulvovaginal, infecções urinárias, poliúria e polaquizúria. Devido à diurese osmótica da glicosúria, são frequentes as vertigens e a hipotensão ortostática. Se a função renal estiver comprometida, o seu efeito é reduzido. A excreção urinária de cálcio com canagliflosina tem de ser seguida regularmente devido à avaliação do risco de fracturas ósseas (52).
No que respeita à última indicação da Food and Drug Administration Agency (FDA) para reduzir a mortalidade cardiovascular na diabetes de tipo 2, o SGLT-2-i (Empagliflosina) e o GLP-1 RA (Liraglutide) são agentes favoráveis para os doentes diabéticos com complicações cardiovasculares.
A classe SGLT 2-i tem a vantagem de ser uma terapêutica oral uma vez por dia, enquanto que tanto o GLP-1 RA como o SGLT2-i têm um baixo risco de hipoglicemia e promovem a perda de peso.
Se estas combinações de agentes anti-hiperglicémicos não insulínicos com metformina não controlarem a glicemia, recomenda-se a adição de uma injeção diária de uma insulina humana basal de ação prolongada (NPH) ou de um análogo que tenha taxas de hipoglicemia nocturna inferiores às da NPH.
No quadro seguinte, adaptado das normas da ADA/Associação Europeia para o Estudo da Diabetes

(EASD), são descritas as classes de agentes antidiabéticos.

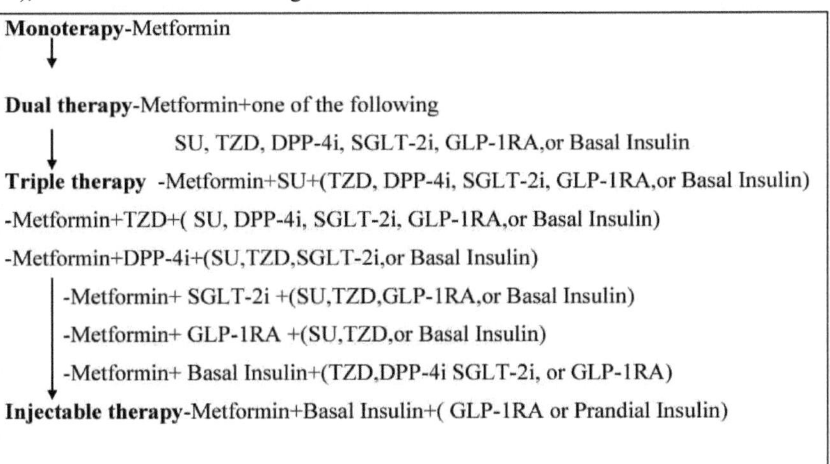

Monoterapy-Metformin

↓

Dual therapy-Metformin+one of the following

↓ SU, TZD, DPP-4i, SGLT-2i, GLP-1RA,or Basal Insulin

Triple therapy -Metformin+SU+(TZD, DPP-4i, SGLT-2i, GLP-1RA,or Basal Insulin)

-Metformin+TZD+(SU, DPP-4i, SGLT-2i, GLP-1RA,or Basal Insulin)

-Metformin+DPP-4i+(SU,TZD,SGLT-2i,or Basal Insulin)

-Metformin+ SGLT-2i +(SU,TZD,GLP-1RA,or Basal Insulin)

-Metformin+ GLP-1RA +(SU,TZD,or Basal Insulin)

-Metformin+ Basal Insulin+(TZD,DPP-4i SGLT-2i, or GLP-1RA)

↓

Injectable therapy-Metformin+Basal Insulin+(GLP-1RA or Prandial Insulin)

Figura 1. Adaptado do algoritmo ADA/EASD de abordagem de cuidados médicos no DM tipo 2(53)

A insulina basal pode ser iniciada com 10 UI ao deitar e a titulação depende da glicemia em jejum até <130mg/dL. Se a adição de insulina basal não estiver a controlar a glicemia, recomenda-se a adição de insulina prandial de ação rápida a partir da maior refeição.

Tabela 3. Resumo da farmacocinética da insulina (54)

	Onset after SC injection (h)	Time to peak effect (h)*	Duration of action (h)*
Insulin Aspart, Recombinant	0.5-1	1-2	
Insulin Lispro, Recombinant	0.5-1	1-2	3-5
Insulin Glulisine	0.5-1	1-2	
Insulin Human Regular	0.75-1	2-4	5-8
Insulin Human Isophane (NPH) Insulin Human Regular	1-2	2-8	18-24
Insulin Aspart Protamine, Recombinant/Insulin Lispro,Recombinant	0.5-1	2-8	18-24
Insulin Deglutec		8-10	36-42

Insulin Detemir		8-10	6-24
Insulin Glargine, Recombinant		8-10	11-24
Insulin Deglutec/Insulin Aspart,recombinant	0.5-1.0	8-10	36-42

*O pico de concentração pode ocorrer muito mais tarde e a duração pode ser muito mais longa em caso de sobredosagem

1. Tratamento da cardiomiopatia diabética

Os principais objectivos do tratamento da cardiomiopatia diabética são: alterações do estilo de vida, controlo da glicemia, modificação dos factores de risco cardiovascular e tratamento da insuficiência cardíaca: Modificação do estilo de vida, terapia antiplaquetária, controlo da pressão arterial, controlo da glicemia e gestão da dislipidemia (13).

1.1.1 Estilo de vida

Uma alimentação saudável (limitação da ingestão de gorduras e de energia total), a manutenção de um peso normal, a prática regular de atividade física com um objetivo de, pelo menos, 150 minutos de exercício moderado e a cessação do tabagismo podem modificar positivamente as anomalias metabólicas e melhorar a resistência à insulina sistémica e tecidular, melhorar o índice de massa corporal (IMC) e a Ale em doentes com DM tipo 2.

Foi evidente a melhora da disfunção diastólica do ventrículo esquerdo (VE) na CD por meio de dietas de longo prazo com restrição calórica no DM tipo 2(50) e programa de treinamento físico baseado em intervenção no estilo de vida no DM tipo 2previne a progressão da disfunção diastólica do VE (55).

1.1.2 Controlo da glicose e outros factores de risco

A manutenção da normoglicemia permitiu reduzir o risco de eventos cardiovasculares major, como enfarte do miocárdio ou acidente vascular cerebral, e a probabilidade de desenvolver cardiomiopatia diabética. Estes fármacos, são muito eficazes no tratamento da DM tipo 2 sem insuficiência cardíaca, sendo que nos portadores de doenças cardiovasculares existem limitações. De acordo com os padrões da ADA (56), recomenda-se que a glicemia deve ser <7,0% em pacientes diabéticos tipo 2 para reduzir as complicações microvasculares (Tabela 4). Os objectivos para o controlo da glicose na diabetes são individualizados, com base na duração da diabetes, idade/expetativa de vida, condições co-mórbidas, DCV conhecida ou complicações microvasculares avançadas, desconhecimento da hipoglicemia e considerações individuais do doente (57).

Quadro 4 - Resumo das recomendações glicémicas para adultos com diabetes (não grávidas)

A1C	7.0% (53 mmol/mol)*
Preprandial capillary plasma glucose	4.4–7.2 mmol/L(80–130 mg/dL) *
Peak postprandial capillary plasma glucose	10.0 mmol/L(180 mg/dL) †*

*Podem ser adequados objectivos glicémicos mais ou menos rigorosos para cada doente. A glicemia pós-prandial pode ser orientada se os objectivos de A1C não forem atingidos apesar de se atingirem os objectivos

de glicemia pré-prandial. As medições da glucose pós-prandial devem ser efectuadas 1-2 h após o início da refeição, geralmente níveis máximos em doentes com diabetes.
Mesmo que a A1C seja considerada o marcador mais fiável do controlo glicémico, pode explicar menos de 25% do risco de desenvolvimento de complicações microvasculares diabéticas, de acordo com o ensaio Diabetes Control and Complication Trial (DCCT). Isto deve-se ao facto de a A1C não se correlacionar com a variabilidade glicémica quando ajustada para a glicemia média, considerando a exposição dos doentes diabéticos a uma carga substancial de picos e nadires glicémicos.

1.1.3 Tratamento da cardiomiopatia diabética em fase avançada e tardia (insuficiência cardíaca)

O tratamento com inibidores da enzima de conversão da angiotensina (IECA) ou bloqueadores dos receptores da angiotensina (BRA), beta-bloqueadores e antagonistas dos receptores de mineralocorticóides (ARM) são os agentes farmacológicos mais importantes para o tratamento de todos os doentes com insuficiência cardíaca e fração de ejeção do VE reduzida, incluindo os doentes com diabetes mellitus, de acordo com as Orientações da ESC de 2013 sobre diabetes, pré-diabetes e doenças cardiovasculares (58).

1.1.4 Agentes antidiabéticos e doenças cardiovasculares

As DCV são a complicação crónica mais grave na DM tipo 2. De acordo com os diferentes ensaios clínicos que avaliaram os efeitos cardiovasculares dos medicamentos antidiabéticos, foi demonstrado que nem todos estes medicamentos parecem reduzir os riscos de DCV na DM tipo 2. Diferentes agentes antidiabéticos podem apresentar diferenças clínicas no risco de doença cardiovascular, insuficiência cardíaca e mortalidade por todas as causas, quer sejam administrados em monoterapia ou em combinação.
A partir do DCCT e do United Kingdom Prospective Diabetes Study (UKPDS), que forneceram provas consistentes de que o controlo glicémico intensivo previne o desenvolvimento e a progressão de complicações microvasculares em doentes com DM, houve muitos ensaios importantes posteriores que mostraram resultados muito animadores sobre a melhoria da DCV na DM.
A metformina, como fármaco mais frequentemente prescrito para doentes diabéticos, é considerada um dos poucos fármacos que demonstram uma redução significativa dos eventos macrovasculares e da mortalidade relacionados com a diabetes. Os primeiros resultados importantes deste agente em termos de benefícios cardiovasculares foram demonstrados no ensaio UKPDS, no qual foram incluídos 3867 novos doentes diabéticos de tipo 2, cujos resultados foram publicados em 1998 (59). No grupo de doentes tratados com metformina, foi evidente uma redução de 32% de qualquer parâmetro relacionado com a diabetes, uma redução de 42% na morte relacionada com a diabetes e uma redução de 36% na mortalidade. Mesmo após 10 anos deste ensaio, os efeitos protectores da metformina continuaram a ser observados e as reduções de risco relacionadas com a metformina persistiram para qualquer ponto final relacionado com a diabetes, 33% para o enfarte do miocárdio e 27% para a mortalidade (60). Após estes ensaios, houve apenas um ensaio aleatório com metformina que mostrou redução de eventos macrovasculares (61) e muitos outros estudos observacionais que mostraram redução de eventos CV, mortes CV e mortalidade total (62) e, por outro lado, meta-análises de ensaios aleatórios e controlados que avaliaram a eficácia da metformina em doentes com DM tipo 2, que não mostraram a sua capacidade de modificar resultados clinicamente relevantes, confirmaram um aumento do risco CV quando a metformina foi adicionada aos SUs(63,64). Na Position Statement da ADA e na Scientific Statement da American College of Cardiology Foundation e da American Heart Association "Intensive Glycemic Control and the Prevention of Cardiovascular

Events: Implications of the ACCORD (the Action to Control Cardiovascular Risk in Diabetes , ADVANCE (the Action in Diabetes and Vascular Disease), and VADT (the Veterans' Administration Diabetes) (65) foi descrito que, nestes ensaios de controlo glicémico intensivo em participantes seguidos durante 3,5-5,6 anos, não foi evidente uma redução significativa da mortalidade ou da melhoria dos eventos cardiovasculares.

Em comparação com o estudo UKPDS, nestes ensaios os participantes tinham uma duração mais longa de diabetes (duração média de 8-11 anos) e DCV ou múltiplos factores de risco cardiovascular. Além disso, as directrizes da ESC sobre diabetes, pré-diabetes e doenças cardiovasculares dão recomendações semelhantes, considerando o controlo glicémico rigoroso (Alc<7%) como uma indicação de classe I para diminuir as complicações microvasculares e de classe Ila para a prevenção de doenças cardiovasculares (66).

Relativamente aos SU, existem preocupações quanto à segurança CV. Desde o primeiro ensaio muito importante, o University Group Diabetes Program (UGDP) em 1970, para a tolbutamida foi relatado um aumento do risco CV e da mortalidade com base na interferência no pré-condicionamento isquémico (68). Houve vários ensaios aleatórios que descreveram diferentes classes de SUs para a segurança CV: nos ensaios UKPDS; ADVANCE e ACCORD, não foi relatado qualquer aumento do risco CV para os SUs (67,69-72).

A razão da retirada da rosiglitasona baseou-se em diferentes ensaios. Num estudo de coorte retrospetivo com doentes diabéticos de tipo 2 com idade igual ou superior a 65 anos, a prescrição de rosiglitasona em comparação com a pioglitasona foi associada a um risco acrescido de AVC, IC e mortalidade por todas as causas (73). Também na meta-análise efectuada por Nissed e Wolski (74) foi demonstrado que a rosiglitasona estava associada a um risco acrescido de enfarte do miocárdio e morte CV. Os ensaios mais importantes com tiasolidindionas, no que respeita à sua segurança, são o RECORD (Rosiglitazone Evaluated for Cardiac Outcomes and Regulation of Glycaemia in Diabetes) e o PROactive (Prospective PioglitazoneClinical Trial In Macrovascular Events). No ensaio RECORD, a rosiglitasona foi comparada com placebo, confirmando um aumento do risco de IC (HR 2,10; IC 95%, 1,35-3,27), enquanto os dados sobre o risco de enfarte do miocárdio não foram conclusivos (HR 1,14; IC 95%, 0,80-1,63) (75).

Em comparação com o rosiglitasonr, a pioglitazona parece ser mais promissora. No estudo PROactive, a pioglitazona mostrou que o fármaco não foi eficaz na redução do parâmetro primário composto de mortalidade por todas as causas, enfarte do miocárdio não fatal, acidente vascular cerebral e amputação de membros (HR 0,90; IC 95%, 0,80-1,02), embora tenha reduzido significativamente o parâmetro secundário de mortalidade por todas as causas, enfarte do miocárdio não fatal e acidente vascular cerebral (0,84; IC 95%, 0,72-0,98)(76).

As terapias baseadas na incretina, como os agonistas do GLP1 e os antagonistas da DPP4, reduziram significativamente as complicações cardiovasculares na diabetes e outros factores de risco, como a perda de peso, o perfil lipídico e a diminuição da pressão arterial (77). Além disso, num pequeno estudo não aleatório, a infusão de GLP-1 demonstrou melhorar a fração de ejeção em doentes que apresentavam enfarte agudo do miocárdio e função ventricular esquerda reduzida (78). Estudos recentes com inibidores da DPP-4 mostraram resultados diferentes no impacto cardiovascular. A investigação Saxagliptin Assessment of Vascular Outcomes Recorded in Patients with Diabetes Mellitus-Thrombolysis in Myocardial Infarction 53 (SAVOR-TIMI 53) mostrou que os doentes diabéticos de tipo 2 tratados com saxagliptina foram mais hospitalizados por insuficiência cardíaca do que os que receberam placebo (3,5% vs. 2,8%, respetivamente) (79).

No estudo Examination of Cardiovascular Outcomes with Alogliptin versus Standard of Care (EXAMINE), foi demonstrado que a taxa de internamento hospitalar por insuficiência cardíaca foi

de 3,1% para os doentes aleatoriamente afectados à alogliptina, em comparação com 2,9% para os doentes aleatoriamente afectados ao placebo (80).
Por outro lado, no Trial Evaluating Cardiovascular Outcomes with Sitagliptin (TECOS), foram demonstradas taxas semelhantes de hospitalização por insuficiência cardíaca no grupo da sitagliptina em comparação com o grupo do placebo (HR 1,00; 95% CI, 0,83-1,20) (81).
Foi demonstrado que os GLP-1 AR podem atuar em todo o sistema CV com base no efeito no endotélio vascular, nas células musculares lisas e nas células cardíacas (82). Em modelos animais, os GLP-1 AR podem melhorar a remodelação do VE, a sensibilidade à insulina e a contratilidade cardíaca na IC e no enfarte do miocárdio (83). Em humanos, os GLP-IRA demonstraram um impacto muito importante em diferentes factores de risco CV, como o peso corporal, a pressão arterial, a função endotelial e o colesterol das lipoproteínas de baixa densidade (84).
A infusão de GLP-1 também aumentou significativamente a fração de ejeção do VE e o movimento da parede relacionado com a zona de enfarte em doentes com enfarte do miocárdio (85).
No ensaio The Evaluation of Lixisenatide in Acute Coronary Syndrome (ELIXA), lixisenatide versus placebo em doentes diabéticos, o endpoint primário de morte CV, enfarte do miocárdio, acidente vascular cerebral ou hospitalização por angina instável ocorreu em 13,4% dos doentes no grupo lixisenatide e em 13,2% no grupo placebo (HR 1,02; 95% CI, 0,89-1,17). Desta forma, a não inferioridade da lixisenatida em relação ao placebo foi evidente (86).
O ensaio LEADER, que será desenvolvido mais adiante, é a evidência mais recente dos benefícios da GLP-IRA no sistema CV em doentes diabéticos.
A empagliflozina (SGLT-2i) e o liraglutide (GLP-1RA) demonstraram recentemente efeitos cardiovasculares positivos na DM tipo 2 de alto risco. O recente estudo Empagliflozin Cardiovascular Outcome Event Trial in Type 2 Diabetes Mellitus Patients-Removing Excess Glucose (EMPA-REG OUTCOME) foi o primeiro estudo a mostrar os melhores benefícios CV de um SGLT2-i (elaborado abaixo).

CAPÍTULO 3

Pergunta 3.

O tratamento com Glimepirida melhora a resistência à insulina e aumenta a adiponectina em comparação com a Glibenclamida e qual é o efeito cardiovascular após o tratamento?

2 Papel da sulfonilureia no tratamento da cardiomiopatia diabética

Em estudos com animais, foi descrito que o tratamento com glimepirida estava associado a poucas alterações cardíacas, menos arritmias ventriculares e pouco ou nenhum efeito na pressão arterial em comparação com a gliburida e a glipizida (87,100).

De facto, as SU com uma maior seletividade para os receptores das células P e uma ação curta, como a glimepirida e a gliclazida, têm sido associadas a um menor risco CV (88,100). O tratamento com sulfonilureias convencionais, como a glibenclamida, está associado a efeitos CV adversos e a uma maior incidência de morte cardiovascular (89).

Com base no estudo de Mocanu *et al.*, *supõe-se* que a glimepirida tem como alvo seletivo os canais de potássio do pâncreas em relação aos dos tecidos extra-pancreáticos, como os tecidos cardíacos (SUR2), esqueléticos e musculares lisos (90) e não bloqueia os canais de K (+) sensíveis ao ATP mitocondriais do miocárdio através de uma ligação mais selectiva ao recetor SURI em comparação com a glibenclamida (91,100).

A glimepirida continua a ser o agente oral de SUs mais prescrito. Num outro estudo de Inukai *et al., foi demonstrado* que a glimepirida estimula a diferenciação dos adipócitos através do aumento da atividade do recetor ativado por proliferador de peroxissoma gama (PPAR-gama), aumentando a secreção de adiponectina do tecido adiposo, reduzindo assim a RI. Além disso, foi demonstrado que inibe a gluconeogénese hepática, ativa a síntese de glicogénio mediada pela insulina e aumenta a captação de glicose no tecido periférico (92, 93, 94, 100). A importância do papel da adiponectina é também atribuída a receptores específicos (PPAR-gama) localizados em células cardíacas, que foram correlacionados positivamente com eles e com a prevenção da perda de função ventricular esquerda em ratos obesos (95).

No estudo de Horio et al. durante o tratamento com pioglitazona tanto o aumento da relação velocidade miocárdica diastólica precoce/velocidade miocárdica atrial (relação E/A) quanto a diminuição do tempo de desaceleração (DcT) foram significativamente alterados num grupo de 30 pacientes tratados por 24 semanas.

Este facto baseou-se na melhoria da RI e no bloqueio da sobreprodução de colagénio, para além da sua ação inibidora da hipertrofia dos miócitos que pode resultar na melhoria da disfunção diastólica do VE (96, 100).

Nos doentes tratados com gliclazida, foi revelada uma regressão significativa do índice de massa ventricular esquerda e uma melhoria da função ventricular esquerda após 24 semanas, em comparação com o grupo tratado com glibenclamida.

Nesse estudo, o mecanismo de cardioprotecção induzido pela gliclazida pode estar relacionado com o não bloqueio dos canais de K(ATP) do miocárdio e com a capacidade de reduzir o stress oxidativo em doentes diabéticos. Consequentemente, a gliclazida é a única sulfonilureia farmacologicamente distinta da glibenclamida devido às suas diferenças na capacidade de reduzir o stress oxidativo. A inibição das EROs pela gliclazida é crucial na atenuação da massa do VE e na melhora da função diastólica do coração diabético (97,98,99,100).

3.1 Efeito da glimepirida e da glibenclamida na função ventricular esquerda e nos parâmetros metabólicos

No nosso estudo prospetivo e randomizado com o grupo da glimepirida e glibenclamida em doentes com diabetes tipo 2, analisámos o efeito destas sulfonilureias na função cardíaca diabética e nos parâmetros metabólicos(lOO). O protocolo consistiu de 32 semanas de triagem e 24 semanas de tratamento, onde dos 167 pacientes triados, 40 pacientes diabéticos tipo 2 com DC assintomática (diagnosticada com disfunção diastólica na ecocardiografia), preencheram os critérios de inclusão, idade 55,43 ± 8,3 anos e tempo de diabetes 3,7 ± 3,3 anos (Fig.3).

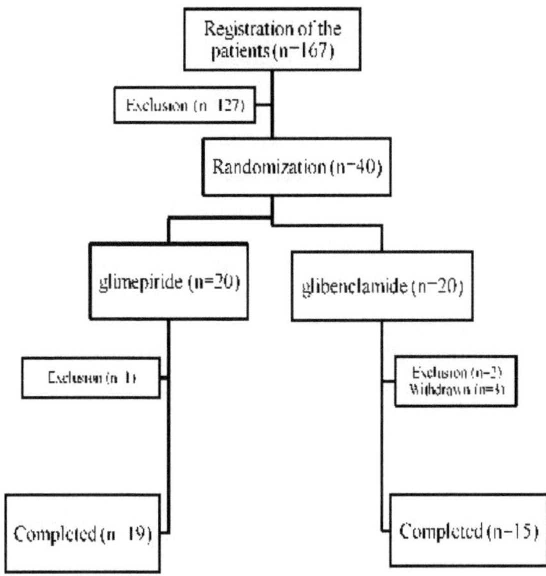

Fig.3 Protocolo de aleatorização

No grupo da glimepirida, encontrámos diferenças significativas após o tratamento nas medidas antropométricas (P<0,01), no HOMA-IR (P<0,02) e na A1C (P<0,0001), enquanto a adiponectina aumentou, mas não significativamente (P=0,08), e a PCR-us e o perfil lipídico não sofreram alterações significativas, enquanto no grupo da glibenclamida encontrámos diferenças significativas na A IC e a adiponectina diminuiu (P=0,011) (Tabela 5).

Tabela 5. Comparação dos dados clínicos e bioquímicos de base do grupo da glimepirida no início e após o tratamento

Glimepiride group	Beginning	After	P-value
Hip (cm)	108.5 ± 6.7	106.2 ± 6.5	P=0.0014*
A1C (%)	8.9 ± 1.4	8.4 ± 1.2	P<0.0001*
Adiponectin (ng/ml)	23.9 ± 17.3	29.1 ± 12.2	P=0.087
Total cholesterol (mmol/L)	4.9 ± 0.9	5.0 ± 0.9	P=0.783
Triglycerides (mmol/L)	1.7 ± 0.7	1.7 ± 0.5	P=0.744

HOMA-IR	3.0 ± 1.5	1.9 ± 1.4	P=0.020*
hs-CRP (mg/L)	5.8 ± 3.8	5.9 ± 4.1	P>0.999
Glibenclamide group			
Hip (cm)	107 ± 6.6	106.9 ± 5.6	P=0.907
A1C (%)	8.8 ± 1.4	8.3 ± 1	P=0.0002*
Adiponectin (ng/ml)	34.3 ± 22.6	20.3 ± 11.3	P=0.011*
Total cholesterol (mmol/L)	5.4 ± 1.6	5.6 ± 1	P=0.695
Triglycerides (mmol/L)	1.9 ± 1.3	2.1 ± 1.3	P=0.497
HOMA-IR	2.8 ± 1.5	2.6 ± 1	P=0.561
hs-CRP (mg/L)	6.4 ± 4	8.3 ± 4.5	P=0.183

*p<0,05 estatisticamente significativo

Mesmo que as medidas ecocardiográficas no grupo da glimepirida tenham revelado a relação E/A aumentada (P=0,009), outros parâmetros de melhora da disfunção diastólica obtidos pela ecocardiografia mais sofisticada avaliada pelo Doppler tecidual não foram significativamente alterados; as relações E'1/A'l (P=0,409) e E's/A's não foram aumentadas (P=0,417) (Gráfico 1) e o tempo de desaceleração da onda E - fluxo transmitral não foi significativamente diminuído (P=0,189). A relação E/A não se alterou estatisticamente mesmo no grupo da glibenclamida no final do tratamento (P=0,209). O tempo DcT foi significativamente aumentado no grupo da glibenclamida, o que pode explicar a piora da disfunção diastólica em pacientes diabéticos tratados com este medicamento (P=0,014) (Tabela 6).

Tabela.6 Comparação dos dados de base da ecocardiografia do grupo glimepirida e glibenclamida no início e após o tratamento

Glimepiride group	**Beginning**	**After**	**P-value**
Diastolic LV function			
E/A ratio	0.8 ± 0.1	0.9 ± 0.1	P=0.009*
E wave deceleration time-transmitral flow (ms)	202.9 ± 57.1	189.2 ± 60.9	P=0.189
E'l/A'l	0.87 ± 0.23	0.94 ± 0.29	P=0.409
E's/A's	0.83 ± 0.33	0.94 ± 0.55	P=0.417
Glibenclamide group			
Diastolic LV function			
E wave deceleration time-transmitralflow (ms)	170.1 ± 34.8	208.3 ± 38.1	P=0.014*
E'l/A'l	0.70 ± 0.15	0.65 ± 0.18	P=0.389
E's/A's	0.71 ± 0.17	0.71 ± 0.38	P=0.391

*p<0,05 estatisticamente significativo

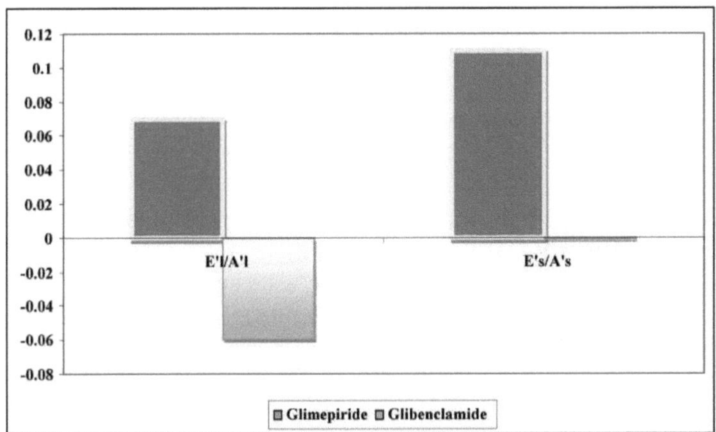

Gráfico 1. Diferenças médias nas alterações do rácio E'l/A'l e E's/A's das medições do Doppler tecidular em ambos os grupos de tratamento

Tanto quanto sabemos, este foi o primeiro estudo original (100) a mostrar o efeito da glimepirida na disfunção diastólica e a sua associação com o controlo glicémico e outras melhorias nos parâmetros metabólicos, tais como a resistência à insulina, Ale, adiponectina, PCR de alta sensibilidade (PCR-us) e outras medidas antropométricas, em comparação com o tratamento com glibenclamida.

No nosso estudo, demonstrámos que a glimepirida tem um efeito benéfico na resistência à insulina, avaliada pelo HOMA-IR e pelas medidas antropométricas, em comparação com a glibenclamida, enquanto o efeito na Ale é o mesmo tanto para a glimepirida como para a glibenclamida. Verificámos também que a glimepirida não apresenta melhorias na função diastólica, mas não se verificou um agravamento desta função, enquanto a glibenclamida piorou a função diastólica. Há falta de estudos que descrevam o papel da glimepirida na função cardíaca, pelo que são necessários estudos futuros que comparem este fármaco com outros agentes hipoglicemiantes diferentes, de modo a encontrar outro efeito benéfico na função cardíaca.

CAPÍTULO 4

Questão 4

Quais são os mais recentes agentes antidiabéticos não insulínicos e os seus resultados cardiovasculares?

4 Novos ensaios sobre agentes antidiabéticos e resultados cardiovasculares (ensaios EMPA-REG, LEADER e SUSTAIN 6)

Vários ensaios em doentes diabéticos, como o DCCT, o UKPDS e o VADT, concluíram que a terapêutica intensiva pode diminuir o risco de doença cardiovascular e, além disso, alguns agentes antidiabéticos podem melhorar a prevenção secundária de eventos macrovasculares.

Exceptuando os ensaios de investigação sobre os resultados cardiovasculares com agentes sulfonilureias e outros agentes antidiabéticos, os ensaios publicados recentemente (EMPA-REG, LEADER e SUSTAIN 6), que forneceram dados adicionais sobre os resultados cardiovasculares em doentes com diabetes tipo 2 com elevado risco de doenças cardiovasculares ou com doenças cardiovasculares, alteraram a opinião dos peritos médicos sobre os medicamentos para a diabetes.

Durante o ano de 2015 foram publicados os resultados do EMPA-REG, um ensaio aleatório, em dupla ocultação, que avaliou o efeito da empagliflozina (SGLT2-i), versus placebo e cuidados padrão, nos resultados cardiovasculares em doentes com diabetes tipo 2 e doença cardiovascular existente. Neste ensaio foram incluídos mais de 7000 doentes com elevado risco de doença cardiovascular. O ensaio EMPA-REG mostrou que, durante um seguimento médio de 3,1 anos, o tratamento reduziu o resultado composto de enfarte do miocárdio, acidente vascular cerebral e morte cardiovascular em 14% e a morte cardiovascular em 38% em doentes com mais de 10 anos de DM tipo 2 (57% deles) e 99% dos quais com doença cardiovascular estabelecida (101).

Os mecanismos propostos para a melhoria dos resultados cardiovasculares no estudo EMPAREG são os seguintes: através da inibição da SGLT-2, é possível bloquear a reabsorção de glicose e sódio nos túbulos proximais renais, o que pode levar a uma melhoria da homeostase da insulina/incretina e, posteriormente, a uma melhoria da dislipidemia e normalização da remodelação metabólica no coração e atenuação da remodelação patológica (hipertrofia e fibrose). Por outro lado, a inibição do SGLT-2 nos rins pode influenciar a diurese e melhorar o feedback glomerular, ambos melhorando a ativação da renina/angitensina/aldosterona (RAAS), o que pode reduzir a pré-carga cardíaca sem ativação da renina. A redução da pós-carga e da pré-carga cardíacas pode atenuar a remodelação patológica (102)

Assim, recentemente, a FDA, com base neste ensaio, acrescentou uma nova indicação para a empagliflozina, para reduzir o risco de morte cardiovascular em adultos com diabetes de tipo 2 e doença cardiovascular. Há falta de ensaios que possam provar que outros SGLT2-i têm os mesmos efeitos em doentes de alto risco e também é questionável se a empagliflozina ou outros SGLT2-i terão um efeito semelhante em doentes com diabetes de baixo risco. Uma meta-análise muito recente, que incluiu 81 ensaios, mostrou que os SGLT2-i estavam associados a um menor risco de mortalidade por todas as causas, mortalidade CV e IC, mas a um risco semelhante de enfarte do miocárdio e acidente vascular cerebral/ataque isquémico transitório, em comparação com o placebo. A redução significativa da mortalidade por todas as causas foi registada apenas com a empagliflozina e não com outros inibidores SGLT2 (103).

Atualmente, a empagliflozina está a ser estudada em doentes com insuficiência cardíaca sem diabetes e, se os resultados forem positivos, este agente pode ser considerado como um medicamento

cardiovascular autónomo.
O ensaio LEADER (Liraglutide Effect and Action in Diabetes) avaliou o efeito de um GLP-1 RA (liraglutide), versus placebo e tratamento padrão, nos resultados cardiovasculares em doentes com diabetes tipo 2 com elevado risco de doença cardiovascular ou com DCV. Neste ensaio aleatório duplamente cego, com uma mediana de seguimento de 3,8 anos, mais de 9000 participantes com uma idade média de 64 anos e uma duração média de diabetes de quase 13 anos, foi demonstrado que o resultado primário composto (enfarte do miocárdio, acidente vascular cerebral ou morte cardiovascular) ocorreu em menos participantes no grupo tratado (13,0%) quando comparado com o grupo placebo (14,9%).
Enquanto que em diferentes ensaios de DPP-4-i, como com sitagliptina, saxagliptina e alogliptina, não foram observadas diferenças significativas nas taxas de eventos cardiovasculares maiores entre os grupos de tratamento e placebo.
Exceptuando o liraglutido, outro GLP-IRA, o semaglutido demonstrou benefícios cardiovasculares no ensaio SUSTAIN 6 versus placebo, no qual foram incluídos mais de 3000 doentes diabéticos de tipo 2, a maioria dos quais com elevado risco de DCV. Foi demonstrada uma redução do risco relativo de 26% no resultado primário, uma redução do risco relativo de 26% no enfarte do miocárdio não fatal, uma redução do risco relativo de 39% no acidente vascular cerebral não fatal e nenhuma diferença na morte por causas CV no grupo do semaglutido em comparação com o placebo. Para além disso, o tratamento com semaglutido aumentou as complicações da retinopatia (105).

CAPÍTULO 5

5 Conclusões

A própria diabetes mellitus, e especialmente a de tipo 2, é um importante fator de risco para a insuficiência cardíaca. Entretanto, a prevalência de ambas está a aumentar em todo o mundo. Os agentes redutores da glucose, juntamente com os medicamentos cardiovasculares, são uma das estratégias para prevenir e tratar o coração diabético.

O tratamento com agentes antidiabéticos não insulínicos em doentes diabéticos de tipo 2 com doenças cardiovasculares é muito mais complexo do que naqueles com factores de risco cardiovascular ou sem doenças cardiovasculares. Definitivamente, o impacto bem-sucedido destes agentes em termos de resultados cardiovasculares não pode ser facilmente previsto a partir de alterações nos níveis de glucose plasmática ou de ALC. A avaliação do controlo da glicose, uma vez que os AlC nem sempre reflectem o estado real do controlo da glicose nos doentes diabéticos devido às variações da glicose como o nadir e os picos.

Recomenda-se que os algoritmos de tratamento mais recentes sejam adaptados a todos os doentes diabéticos de tipo 2, de acordo com a ADA e a EASD, a fim de atrasar ou prevenir as complicações agudas e crónicas da diabetes.

Tal como em ensaios anteriores, a metformina continua a ser segura no que respeita à redução dos resultados cardiovasculares, como as doenças coronárias Mland na diabetes tipo 2. Várias classes de medicamentos para a diabetes têm uma segurança questionável no que respeita à insuficiência cardíaca, como as TZDs, possivelmente algumas DPP-4-i e SUs. No nosso estudo original, para além do efeito benéfico na resistência à insulina, a glimepirida não mostrou melhoria na função diastólica, mas não foi evidente um agravamento desta função, enquanto a glibenclamida piorou a função diastólica.

Os agentes antidiabéticos não insulínicos que proporcionam um benefício direto de sobrevivência e previnem complicações importantes da diabetes, como a insuficiência cardíaca, devem ser considerados prioritários na prática clínica.

De todos os ensaios que avaliaram os resultados cardiovasculares na DM tipo 2 com agentes antidiabéticos não insulínicos, há ensaios mais importantes que provaram a segurança cardiovascular de diferentes fármacos antidiabéticos, como o EMPA-REG OUTCOME, o LEADER e o SUSTAIN-6. Os inibidores do SGLT2 parecem ser seguros, na prevenção da insuficiência cardíaca e na redução da morte cardiovascular.

Os doentes com obesidade, resistência à insulina e hiperinsulinemia em doentes diabéticos de tipo 2 correm um risco elevado de desenvolver cardiomiopatia diabética e insuficiência cardíaca.

São necessários mais ensaios de investigação para fornecer mais informações sobre os diferentes agentes antidiabéticos utilizados na DM tipo 2 para tratar a fase inicial da cardiomiopatia diabética, para prevenir o desenvolvimento e a progressão para a fase avançada e tardia e outras complicações cardiovasculares. Além disso, são necessários mais estudos de investigação para garantir que o controlo glicémico intensivo é suficiente e está associado a melhores resultados cardiovasculares, ou existem outros factores de risco que, independentemente do controlo glicémico, podem progredir para a insuficiência cardíaca.

CAPÍTULO 6

6. Abreviaturas

A-atrial myocardial velocity

ACCORD- Action to Control Cardiovascular Risk in Diabetes

ACE-i- angiotensin-converting enzyme inhibitor

ACSs-acute coronary syndroms

ADA-American Diabetes Association

ADVANCE-Action in Diabetes and Vascular Disease

AGEs- advanced glycation end products

AMPK- AMP- activated protein kinase

ARB-angiotensin receptor blockers

BMI-body mass index

CV-cardiovascular

CD36- cluster of differentiation 36

CKD-chronic kidney diseases

CRP-c-reactive protein

CVD-cardiovascular diseases

DC-diabetic cardiomiopathy

DCCT-diabetes control and complication trial

DcT-deceleration time

DM-diabetes mellitus

DNA-deoxyribonucleic acid

DPP-4- dypeptil peptidase ensime 4

DPP4-i- dypeptil peptidase ensime 4 inhibitors

E- early diastolic myocardial velocity

EASD-European Association of the study of Diabetes

ECM-extra cellular matrix

eGFR- estimated glomerular filtration rate

ELIXA- Evaluation of Lixisenatide in Acute Coronary Syndrome

EMPA-REG- Empagliflozin Cardiovascular Outcome Event Trial in Type 2 Diabetes Mellitus Patients-Removing Excess Glucose

EPC- endothelial progenitor cell

EXAMINE- Examination of Cardiovascular Outcomes with Alogliptin versus Standard of Care

FAs- fatty acids (FAs)

FAT- fatty acid translocase

FDA-Food and Drug Administration Agency

FPG- fasting plasma glucose

GDM- Gestational diabetes mellitus

GIP- gastric inhibitory peptide

GLP- glucagon-like peptide-1

GLP-1RA- glucagon-like peptide-1 receptor agonist

GLUT4- glucose transporter 4

HF-heart failure

HOMA-R- homeostasis model assessment of insulin resistance
hs-CRP-high sensitive c reactive protein

IDF- International Diabetes Federation

IL-1- interleukin-1 K-ATP

IR-insulin resistance

LEADER-Liraglutide Effect and Action in Diabetes

LV-left ventricular

MI- myocardial infarction

MODY- maturity-onset diabetes of the young

MRA- mineralocorticoid receptor antagonist

NF-kB- nuclear factor kappa B

NPH- Neutral Protamine Hagedorn

OGTT- oral glucose tolerance test

PAI-1- plasminogen activator PAI-1

PKA- protein kinase A

PPAR gamma- peroxisome proliferator-activated receptor gamma

PROacrive- Prospective PioglitazoneClinical Trial In Macrovascular Events

RAAS- rennin/angitensine/aldosteron

RECORD- Rosiglitazone Evaluated for Cardiac Outcomes and Regulation of Glycaemia in Diabetes

ROS-reactive oxygen species

SAVOR-TIMI 53- Saxagliptin Assessment of Vascular Outcomes Recorded in Patients with Diabetes Mellitus-Thrombolysis in Myocardial Infarction 53

SGLT-1- sodium glucose co transporter 1

SGLT-2- sodium glucose co transporter 2

SGLT2-i- sodium glucose co transporter 2 inhibitors

SUR1-sulfonylurea receptor 1

SUR2- sulfonylurea receptor 1

SUs-sulfonylureas

TECOS- Evaluating Cardiovascular Outcomes with Sitagliptin

TG- triglycerides

TNF- tumor necrosisi factor

TZD- thiazolidinediones

UGDP- University Group Diabetes Program

UKPDS- United Kingdom Prospective Diabetes Study

VADT- Veterans' Administration Diabetes

WHO- World Health Organization

CAPÍTULO 7

7 Literatura

1 Amos AF, McCarty DJ, Zimmet P. The rising global burden of diabetes and its complications: estimates and projections to the year 2010. Diabet Med. 1997;14(Suppl 1):S1-S85.

2 . Atlas da Federação Internacional de Diabetes (IDF) [Internet]. Bruxelas, Bélgica; 2015. Disponível em: http://www.idf.org/diabetesatlas/news/seventh-edition-release.

3 Associação Americana de Diabetes.Classificação e diagnóstico da diabetes. Sec. 2. em Padrões de Cuidados Médicos em Diabetesd 2017. Diabetes Care 2017;40(Suppl. 1):S 11-S24 4.Rahelic D, Altabas V,Bakula M. et al.Directrizes croatas para a farmacoterapia da diabetes tipo 2. Lijec Vjesn. 2016 Jan-Fev; 138(1-2): 1-21.

5. Hummel CS, Lu C, Loo DD, Hirayama BA, Voss AA, Wright EM. Transporte de glicose por cotransportadores renais humanos de Na+/D-glicose SGLT1 e SGLT2. Am J Physiol Cell Physiol 2011;300(l):C14-C21.

6. Wright EM. Renal Na (+)-glucose cotransporters. Am J Physiol Renal Physiol 2001;280(l):F10-F18.

7. Tabatabai NM, Sharma M , Blumenthal SS, Petering DH. Expressões aumentadas de cotransportadores de sódio-glicose nos rins de ratos Zucker diabéticos. Diabet Res Clin Pract 2009;83(l):e27-e30.

8. Rahmoune H, Thompson P W, Ward JM, Smith CD, Hong G, Brown J.
Transportadores de glicose em células tubulares proximais renais humanas isoladas da urina de pacientes com diabetes não insulino-dependente. Diabetes 2005;54(12):3427-34.

9. Gerich JE. Papel do rim na homeostase normal da glucose e na hiperglicemia da diabetes mellitus: implicações terapêuticas. Diabet Med 2010;27(2): 136-42.

10. Kohei Kaku K. Fisiopatologia da diabetes tipo 2 e sua política de tratamento .JMAJ 53(1): 41-46, 2010

11. Fihn SD, Gardin JM, Abrams J, et al. 2012 ACCF/AHA/ACP/AATS/PCNA/SCAI/STS guideline for the diagnosis and management of patients with stable ischemic heart disease. *J Am Coll Cardiol.* 2012;60(24):e44-el64.

12. A Colaboração para os Factores de Risco Emergentes. Diabetes mellitus, fasting blood glucose concentration, and risk of vascular disease: a collaborative meta-analysis of 102 prospective studies. Lancet. 2010;375:2215-2222.

13. Associação Americana de Diabetes. Doenças cardiovasculares e gestão de riscos. Sec.
9. Em Padrões de Cuidados Médicos em Diabetesd-017. Diabetes Care 2017;40(Suppl. 1): S75-S87

14. Fihn SD, Gardin JM, Abrams J, et al. 2012 ACCF/AHA/ACP/AATS/PCNA/SCAI/STS guideline for the diagnosis and management of patients with stable ischemic heart disease. J Am Coll Cardiol. 2012;60(24):e44-el64.

15. Rubier S, Dlugash J, Yuceoglu YZ, Kumral T, Branwood AW, Grishman A. Novo tipo de cardiomiopatia associada à glomerulosclerose diabética. Am J Cardiol. 1972;30:595-602.

16. Aneja A, Tang WH, Bansilal S, Garcia MJ, Farkouh ME (2008) Diabetic cardiomyopathy: insights into pathogenesis, diagnostic challenges, and therapeutic options. Am J Med 121:748-757.

17. Voulgari C, Papadogiannis D, Tentolouris N. Diabetic cardiomyopathy: from the pathophysiology of the cardiac myocytes to current diagnosis and management strategies. Vase Health Risk Manag. 2010 Oct 21;6:883-903.

18. Hayat SA, Patel B, Khattar RS, Malik RA. Diabetic cardiomyopathy: mechanisms, diagnosis, and treatment. Clin Sei. 2004;107:539-557.

19. Raev DC. Que disfunção ventricular esquerda é afetada mais cedo na evolução da cardiomiopatia diabética? Um estudo ecocardiográfico de pacientes jovens diabéticos tipo 1. Diabetes Care. 1994;17:633-639.
20. Wong AK, AlZadjali MA, Choy AM, Lang CC. Insulin resistance: a potential new target for therapy in patients with heart failure. Cardiovasc. Ther. 2008; 26:203-213.
21. Boudina S, Abel ED. A cardiomiopatia diabética revisitada. Circulation. 2007; 115:3213-23.
22. Jia G, DeMarco V, Sowers J. Resistência à insulina e hiperinsulinemia na cardiomiopatia diabética .Nat Rev Endocrinol. 2016 March ; 12(3): 144-153.
23. Battiprolu PK, et al. Cardiomiopatia diabética e remodelação metabólica do coração. Life Sci. 2013; 92:609-615.
24. Mandavia CH, Pulakat L, DeMarco V, Sowers JR. Over-nutrition and metabolic cardiomyopathy (Sobre-nutrição e cardiomiopatia metabólica). Metabolism. 2012; 61:1205-1210.
25. Isfort M, Stevens SC, Schaffer S, Jong CJ, Wold LE. Disfunção metabólica na cardiomiopatia diabética. Heart Fail. Rev. 2014; 19:35-48.
26. Matthews DR, Hosker JP, Rudenski AS, Naylor BA, Treacher DF, Turner RC. Homeostasis model assessment: insulin resistance and beta-cell function from fasting plasma glucose and insulin concentrations in man. Diabetologia 1985; 28:412-419
27. Hanley AJ, Williams K, Stem MP, Haffner SM. Homeostasis modelassessment of insulin resistance in relation to the incidence of cardiovascular disease: the San Antonio Heart Study. Diabetes Care 2002;25:1 177-1184.
28. Kim JA, Jang HJ, Martinez-Lemus LA, Sowers JR. Activation of mTOR/p70S6 kinase by ANG II inhibits insulin-stimulated endothelial nitric oxide synthase and vasodilation. Am. J. Physiol. Endocrinol. Metab. 2012; 302:E201-E208.
29. Jia G, et al. O ácido úrico promove a disfunção diastólica do ventrículo esquerdo em ratos alimentados com uma dieta ocidental. Hypertension. 2015; 65:531-539.
30. Kim JA, Wei Y, Sowers JR. Papel da disfunção mitocondrial na resistência à insulina. Circ. Res. 2008; 102:401-414.
31. Robinson K, Prins J, Venkatesh B: Revisão clínica: biologia da adiponectina e seu papel na inflamação e na doença crítica. Crit Care 2011, 15:221.
32. Zhu W, Cheng KK, Vanhoutte PM, Lam KS, Xu A. Vascular effects of adiponectin: molecular mechanisms and potential therapeutic intervention (Efeitos vasculares da adiponectina: mecanismos moleculares e potencial intervenção terapêutica). Clin Sei (Lond) 2008;l 14:361-374.9
33. Top C; Sahan B, Onde ME. A relação entre o índice de massa do ventrículo esquerdo e a sensibilidade à insulina, glicemia pós-prandial e níveis séricos de triglicéridos e adiponecção em jejum em pacientes com diabetes tipo 2. J Int Med Res. 2007;35(6):909-916.
34. Ouchi N, Kihara S, Arita Y, Okamoto Y, Maeda K, Kuriyama H *et al.* (2000). A adiponectina, uma proteína plasmática derivada de adipócitos, inibe a sinalização endotelial de NF-kappaB através de uma via dependente de cAMP. Circulation 102: 1296-1301.
35. Goldstein BJ, Scalia RG, Ma XL (2009). Efeitos vasculares e miocárdicos protectores da adiponectina. Nat Clin Pract Cardiovasc Med 6:27-35.
36. Hui X, Lam KS, Vanhoutte PM, Xu A. Adiponectina e saúde cardiovascular: uma atualização.Br J Pharmacol. 2012 Feb;165(3):574-90.
37. Adameova A, Dhalla NS. O papel da microangiopatia na cardiomiopatia diabética. Heart Fail. Rev. 2014; 19:25-33.
38. Jia G, Aroor AR, Martinez-Lemus LA, Sowers JR. Ovemutrição, sinalização mTOR e doenças cardiovasculares. Am. J. Physiol. Regul. Integr. Comp. Physiol. 2014; 307:R1198-R1206.

39. Miura T. A Proteína C-Reactiva (PCR) não é um mero marcador, mas uma substância patogénica ativa. Circ J. 2011 ;75(7): 1717-27.
40. Adeghate E, Singh J. Structural changes in the myocardium during diabetes-induced cardiomyopathy. Heart Fail. Rev. 2014; 19:15-23.
41. Fang ZY, Prins JB, Marwick TH. Diabetic cardiomyopathy: evidence, mechanisms, and therapeutic implications. Endocr. Rev. 2004; 25:543-567.
42. Cavaiola TS, Pettus JH. Gestão da Diabetes Tipo 2: Selecting Amongst Available Pharmacological Agents. [Atualizado em 31 de março de 2017]. In: De Groot LJ, Chrousos G, Dungan K, et al., editores. Endotext [Internet]. South Dartmouth (MA): MDText.com, Inc.; 2000-. Disponível em: https://www.ncbi.nlm.nih.gov/books/NBK425702/
43. Inzucchi SE.Terapia anti-hiperglicémica oral para diabetes tipo 2: revisão científica. JAMA 2002;287:360-72.
44. Gore MO, McGuire DK. Resolver os efeitos dos medicamentos dos efeitos de classe entre os medicamentos para a diabetes mellitus tipo 2: Mais apoio para a avaliação dos resultados cardiovasculares. Euro Heart J 2011;32(15): 1832-4)
45. De Koning L, Merchant AT, Pogue J i sur. Waist circumference and waist-to-hip ratio as predictors of cardiovascular events: meta-regression analysis of prospective studies. Eur Heart J 2007;28:850-6.
46. Masharani U, German M. Pancreatic hormones & diabetes mellitus. In: Shoback D, Gardner DG, editores. Greenspan's Basic and Clinical Endocrinology, 8th edn. Nova Iorque:McGraw-Hill;2007.p. 695.
47. Grupo do UKProspective Diabetes Study (UKPDS). Controlo intensivo da glicemia com sulfonilureias ou insulina comparado com tratamento convencional e risco de complicações em doentes com diabetes tipo 2 (UKPDS33).Lancetl998;352:837-853.
48.Schopman JE, Simon AC, Hoefnagel SJ i sur. A incidência de hipoglicemia leve e grave em pacientes com diabetes mellitus tipo 2 tratados com sulfonilureias: uma revisão sistemática e meta-análise. DiabetesMetabResRev2014;30(l):l 1-22.
49.MalaisseWJ.Gliquidonecontribui para a melhoria da gestão da diabetes mellitus tipo 2: uma revisão dos dados farmacocinéticos e clínicos. DrugsRD2006;7(6):331-7.
50. Holstein A, Plaschke A, Egberts EH. Menor incidência de hipoglicemia grave em pacientes com diabetes tipo 3 tratados com glimepirida versus glibenclamida. Diabetes Metab Res Rev. 2001;17:467-73.
51. Turner, R.C., et al., Glycemic control with diet, sulfonylurea, metformin, or insulin in patients with type 2 diabetes mellitus: progressive requirement for multiple therapies (UKPDS 49). Grupo do UK Prospective Diabetes Study (UKPDS). JAMA, 1999. 281(21): p. 2005-12.
52. Weir MR, Kline I, Xie J, Edwards R, Usiskin K. Efeito da canaglifl ozina nos electrólitos séricos em pacientes com diabetes tipo 2 em relação à taxa de filtração glomerular estimada (eGFR). Curr Med Res Opin 2014;30:1759-1768.
53. http://outpatient.aace.com/slide-library.
54. Tibaldi JM. Evolução do desenvolvimento da insulina: foco em parâmetros-chave. Adv Ther. 2012 Jul; 29(7):590-619. doi: 10.1007/sl2325-012-0034-8. Epub 2012 Jul 27.
55. Hare JL, et al. Aplicação de uma intervenção de exercício na evolução da disfunção diastólica em pacientes com diabetes mellitus: eficácia e efetividade. Circ. Heart Fail. 2011;4:441-449.
56. Associação Americana de Diabetes. Padrões de Cuidados Médicos em Diabetes-2017. Objectivos glicémicos.Diabetes Care 2017;40(Supp.l):S48-S56/DOI:10.2337/dcl7-S009
57. InzucchiSE,BergenstalRM,BuseJBisur.Managementofhypergly- cemiaintype 2diabetes, 2015:

apatient -centeredapproach:updateto
declaração de posição da Associação Americana de Diabetes e da Associação Europeia para o Estudo da Diabetes. Diabet Care 2015;38 (l):140-9.

58. Autores/Membros do Grupo de Trabalho, Lars Ryden, Peter J. Grant, Stefan D. Anker, Christian Berne, Francesco Cosentino, Nicolas Danchin, Christi Deaton, Javier Escaned, Hans-Peter Hammes, *et al.* Orientações da ESC sobre diabetes, pré-diabetes e doenças cardiovasculares desenvolvidas em colaboração com a EASD: o Grupo de Trabalho sobre diabetes, pré-diabetes e doenças cardiovasculares da Sociedade Europeia de Cardiologia (ESC) e desenvolvidas em colaboração com a Associação Europeia para o Estudo da Diabetes (EASD). Eur Heart J. 2013 Oct; 34(39): 3035-3087.

59. Efeito do controlo intensivo da glicemia com metformina nas complicações em doentes com excesso de peso e diabetes tipo 2 (UKPDS 34). Grupo do Estudo Prospetivo da Diabetes do Reino Unido (UKPDS). Lancet 1998;352: 854-865.

60. Holman RR, Paul SK, Bethel MA, Matthews DR, Neil HAW. 10-year follow-up of intensive glucose control in type 2 diabetes. N Engl J Med 2008;359:1577-1589

61. Kooy A, de Jager J, Lehert P, et al. Long-term effects of metformin on metabolism and microvascular and macrovascular disease in patients with type 2 diabetes mellitus. Arch Intern Med 2009;169:616-625.

62. Paneni F, Luscher F. Cardiovascular Protection in the Treatment of Type 2 Diabetes: Uma revisão dos resultados de ensaios clínicos em todas as classes de medicamentos. Am J Cardiol 2017;120[suppl]:S17eS27

63. Boussageon R, Supper I, Bejan-Angoulvant T, et al. Reavaliação da eficácia da metformina no tratamento da diabetes tipo 2: uma meta-análise de ensaios clínicos aleatórios. PLoS Med 2012;9:el001204.

64. Lamanna C, Monami M, Marchionni N, Mannucci E. Effect of metformin on cardiovascular events and mortality: a meta-analysis of randomized clinical trials. Diabetes Obes Metab 2011;13:221-228.

65. Skyler JS, Bergenstal R, Bonow RO, et al. Controlo glicémico intensivo e prevenção de eventos cardiovasculares: implicações dos estudos ACCORD, ADVANCE e
VA Diabetes Trials: a position statement of the American Diabetes Association and a scientific statement of the American College of Cardiology Foundation and the American Heart Association [a correção publicada aparece em Diabetes Care 2009; 32: 754], Diabetes Care 2009;32:187-192

66. Ryden L, Grant PJ, Anker SD, et al. ESC Guidelines on diabetes, pre-diabetes, and cardiovascular diseases developed in collaboration with the EASD: the Task Force on diabetes, pre-diabetes, and cardiovascular diseases of the European Society of Cardiology (ESC) and developed in collaboration with the European Association for the Study of Diabetes (EASD). Eur Heart J. 2013; 34: 3035-3087.

67. Grupo colaborativo ADVANCE. Intensive blood glucose control and vascular outcomes in patients with type 2 diabetes. N Engl J Med. 2008;358:2560-2572.

68. Rendell M. The role of sulphonylureas in the management of type 2 diabetes mellitus. Medicamentos 2004;64:1339-1358.

69. Action to Control Cardiovascular Risk in Diabetes Study Group; Gerstein HC, Miller ME, Byington RP, et al. Effects of intensive glucose lowering in type 2 diabetes. N Engl J Med 2008;358:2545-2559.

70. ADVANCE Collaborative Group; Patel A, MacMahon S, Chalmers J, et al. Intensive blood glucose control and vascular outcomes in patients with type 2 diabetes. N Engl J Med 2008;358:2560-2572.

71. Ferrannini E, DeFronzo RA. Impacto dos medicamentos para baixar a glicose na doença cardiovascular na diabetes tipo 2. Eur Heart J 2015;36:2288-2296.
72. Controlo intensivo da glicose no sangue com sulfonilureias ou insulina em comparação com o tratamento convencional e risco de complicações em doentes com diabetes tipo 2 (UKPDS 33). Grupo do UK Prospective Diabetes Study (UKPDS). Lancet 1998;352:837- 853.
73. Graham DJ, Ouellet-Hellstrom R, MaCurdy TE, et al. Risk of acute myocardial infarction, stroke, heart failure, and death in elderly Medicare patients treated with rosiglitazone or pioglitazone. JAMA 2010;304:411-418.
74. Nissen SE, Wolski K. Effect of rosiglitazone on the risk of myocardial infarction and death from cardiovascular causes. N Engl J Med 2007;356:2457-2471.
75. Home PD, Pocock SJ, Beck-Nielsen H, et al. Rosiglitazone evaluated for cardiovascular outcomes in oral agent combination therapy for type 2 diabetes (RECORD): a multicentre, randomised, open-label trial. Lancet 2009;373:2125-2135.
76. Erdmann E, Charbonnel B, Wilcox RG, et al. Utilização de pioglitazona e insuficiência cardíaca em doentes com diabetes tipo 2 e doença cardiovascular pré-existente: dados do estudo PROactive (PROactive 08). Diabetes Care. 2007; 30: 2773-2778.
77. Konstantinos Trachanas K, Sideris S, Aggeli C et al. Cardiomiopatia diabética: Da fisiopatologia ao tratamento. Hellenic J Cardiol 2014; 55: 411-421
78. Nikolaidis LA, Mankad S, Sokos GG, et al. Effects of glucagon- like peptide-1 in patients with acute myocardial infarction and left ventricular dysfunction after successful reperfusion. Circulation. 2004; 109: 962-965.
79. Scirica BM, Bhatt DL, Braunwald E, et al. Saxagliptin and cardiovascular outcomes inpatients with type 2 diabetes mellitus. N Engl J Med 2013;369:1317-1326.
80. Zannad F, Cannon CP, Cushman WC, et al. Insuficiência cardíaca e resultados de mortalidade em doentes com diabetes tipo 2 a tomar alogliptina versus placebo no EXAMINE: um ensaio multicêntrico, aleatório e em dupla ocultação. Lancet 2015;385:2067-2076.
81. Green JB, Bethel MA, Armstrong PW, et al. Efeito da sitagliptina nos resultados cardiovasculares na diabetes tipo 2. N Engl J Med 2015;373: 232-242.
82. Ban K, Noyan-Ashraf MH, Hoefer J, Bolz SS, Drucker DJ, Husain M. Cardioprotective and vasodilatory actions of glucagon-like peptide 1 recetor are mediated through both glucagon-like peptide 1 receptordependent and -independent pathways. Circulation 2008; 117: 2340-2350.
83. Drucker DJ. A biologia cardiovascular do peptídeo-1 semelhante ao glucagon. Cell Metab 2016;24:15-30.
84. Chilton R, Wyatt J, Nandish S, Oliveros R, Lujan M. Cardiovascular comorbidities of type 2 diabetes mellitus: defining the potential of glucagonlike peptide-1-based therapies. Am J Med 2011; 124: S35-S53.
85. Nikolaidis LA, Mankad S, Sokos GG, et al. Effects of glucagon-like peptide-1 in patients with acute myocardial infarction and left ventricular dysfunction after successful reperfusion. Circulation 2004; 109: 962-965.
86. Pfeffer MA, Claggett B, Diaz R, et al. Lixisenatide em pacientes com diabetes tipo 2 e síndrome coronária aguda. N Engl J Med 2015;373: 2247-2257.
87. Vegh A, Papp JG. Haemodynamic and other effects of sulphonylurea drugs on the heart. *Diabetes Res Clin Pract.* 1996;(Suppl 31):S43-S53.
88. Monami M, Luzzi C, Lamanna C, Chiasserini V, Addante F, Desideri CM, Masotti G, Marchionni N & Mannucci E. Mortalidade a três anos em pacientes diabéticos tratados com diferentes combinações de secretagogos de insulina e metformina. Diabetes/Metabolism Research and Reviews

2006.

89. del Valle H, Lascano E, Negroni J, Crottogini AJ. Glibenclamide effects on reperfusion-induces malignant arhythmias and left ventricular mechanical recovery from stunning in conscious sheep. Cardiovasc Res. 2001;50(3):474-85.

90. Mocanu MM, Maddock HL, Baxter GF, Lawrence CL, Standen NB, Yellon DM. A glimepirida, uma nova sulfonilureia, não elimina a proteção do miocárdio proporcionada pelo pré-condicionamento isquémico ou pelo diazóxido. Circulation 2001; 103(25):3111-3116.

91. Geisen K, Vegh A, Krause E, Papp JG. Cardiovascular effect of conventional sulfonylureas and glimepiride. Horm Metab Res. 1996;28(9):496-507.

1. .1nukai K, Watanabe M, Nakashima Y, Takata N, Isoyama A, Sawa T, et al. Glimepiride enhances peroxisome proliferators-activated recetor-gamma activity in 3T3-L1 adipocytes. Biochem Biophys Res Commun. 2005;328(2):484-490.

93. Haupt A, Kausch C, Dahl D, Bachmann O, Stumvoll M, Haring HU, et al. Effect of glimepiride on insulin-stimulated glycogen synthesis in cultured human skeletal muscle cells: a comparison to glibenclamide. Diabetes Care 2002;25(12):2129-2132.

94. Maeda N, Shimomura I, Kishida K, Nishizawa H, Matsuda M, Nagaretani H et al. Diet-induced insulin resistance in mice lacking adiponectin/ACRP30. Nat Med. 2002;8(7):731-737.

95. Verreth W, Ganame J, Mertens A, Bemar H, Herregods MC, Holvoet P. O recetor-alfa ativado por proliferador de peroxissoma, agonista gama melhora a sensibilidade à insulina e previne a perda da função ventricular esquerda em ratos obesos dislipidémicos. Arterioscler Thromb Vase Biol. 2006;26(4):922-8.

96. Horio T, Suzuki M, Suzuki K, Takamisawa I, Hiuge A, Kamide K, et al. Pioglitazone Improves Left Ventricular Diastolic Function in Patients With Essential Hypertension. AJH. 2005;18:949-957.

97. Nan-Hung Pan NH, Lee TM, Lin M, Huang C, Chang N. Associação de gliclazida e massa ventricular esquerda em pacientes diabéticos tipo 2. Diabetes Res Clin Pract. 2006; 74:121-128.

98. Onozato M, Tojo A, Goto A, Fujita T. Radical scavenging effect of gliclazide in diabetic rats fed with a high cholesterol diet. Kidney Int. 2004; 65:951-960.

99. Pan NH, Lee M, Lin M, Huang Ch, Chang N. Association of gliclazide and left ventricular mass in type 2 diabetic patients Diabetes Research and Clinical Practice. 2006;74:121- 128.

100. Emini-Sadiku M. O efeito da glimepirida na função ventricular esquerda, na resistência à insulina e noutros parâmetros metabólicos em doentes com diabetes tipo 2. Doutoramento [dissertação]. Faculdade de Medicina: Universidade de Zagreb; 2012

101. Zinman B, Wanner C, Lachin JM, et al.; Investigadores do EMPA-REG OUTCOME. Empagliflozina, resultados cardiovasculares e mortalidade na diabetes tipo 2. N Engl J Med 2015;373:2117-2128

102. Bando Y, Murohara T. Perspetiva asiática do estudo EMPA-REG OUTCOME. Circ J 2017; 81: 155-157

103. Saad M, Mahmoud AN, Elgendy IY, et al. Resultados cardiovasculares com inibidores do cotransportador-2 de sódio-glicose em pacientes com diabetes mellitus tipo II: uma meta-análise de ensaios randomizados controlados por placebo. Int J Cardiol 2017;228:352-358.

104. Marso SP, Daniels GH, Brown-Frandsen K, et al.; Comité de Direção do LEADER; Investigadores do Estudo LEADER. Liraglutide e resultados cardiovasculares na diabetes tipo 2. N Engl J Med 2016;375:311-322

105. Marso SP, Bain SC, Consoli A, et al. Semaglutide e resultados cardiovasculares em pacientes com iabetes tipo 2. N Engl J Med 2016;375: 1834-1844.

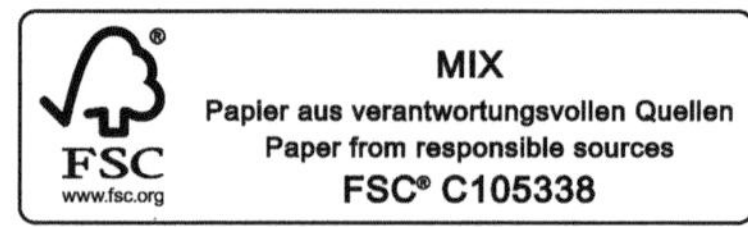

Printed by Books on Demand GmbH, Norderstedt / Germany